养净心肺

让身体长治久安

刘越美 邓旭 主编

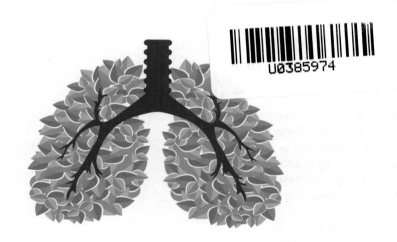

黑龙江科学技术出版社

HEILONGJIANG SCIENCE AND TECHNOLOGY PRESS

图书在版编目（CIP）数据

净肺养心，让身体长治久安 / 刘越美，邓旭主编
. -- 哈尔滨：黑龙江科学技术出版社，2023.4
ISBN 978-7-5719-1876-7

Ⅰ.①净… Ⅱ.①刘… ②邓… Ⅲ.①补肺 – 基本知
识②补心 – 基本知识 Ⅳ.① R256

中国国家版本馆 CIP 数据核字 (2023) 第 049512 号

净肺养心，让身体长治久安
JINGFEI YANGXIN, RANG SHENTI CHANGZHI-JIU'AN

主　　编　刘越美　邓　旭
美术设计　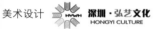
责任编辑　马远洋
出　　版　黑龙江科学技术出版社
地　　址　哈尔滨市南岗区公安街 70-2 号
邮　　编　150007
电　　话　（0451）53642106
传　　真　（0451）53642143
网　　址　www.lkcbs.cn
发　　行　全国新华书店
印　　刷　哈尔滨市石桥印务有限公司
开　　本　710 mm×1000 mm　1 / 16
印　　张　12
字　　数　130 千字
版　　次　2023 年 4 月第 1 版
印　　次　2023 年 4 月第 1 次印刷
书　　号　ISBN 978-7-5719-1876-7
定　　价　45.00 元

　　不论是何种养生方式，其具体方法最终还是要落在对五脏的养护上。人体是一个统一的整体，各个器官分工合作，唯有协调配合才能保证身体健康。要想百病不生，就必须疏通气血，清除体内的毒素，养好五脏。而五脏之中，通气血、排毒素的重要器官就是心和肺，肺要清、要净，心要养、要护。只有通气血、补心肺，才能激发身体活力，增强免疫力，防病治病、延年益寿。

　　心与肺的关系，主要是心主血与肺主气之间的相互依存、相互为用的关系。心主血，推动血液运行，以维持肺的呼吸功能；肺主气，司呼吸，朝百脉，能促进、辅助心血运行。另外，心肺居于胸中，宗气亦积于胸中，还有贯心脉和司呼吸的功能。因此，宗气又加强了心与肺之间的联结作用。心肺之中无论哪一脏受损，生命都会受到威胁，可见保养心肺是何等重要。

　　本书第一章详细介绍了心肺对身体健康的重要性，提出了通过"察颜观色"来及早发现心肺问题，为防治心肺病症打好基础，同时告诉读者要提防现代生活中的伤心伤肺元素，如环境污染、职场压力、过度运动、暴饮暴食等。

　　第二章从日常饮食、运动和生活细节方面提出保养心肺的有效方式，为健康筑起免疫防线。

　　自古以来，药膳养生是人们养护五脏、延年益寿的一条最有效的途径，正确合理的食疗与药膳可以使人健康和长寿。人皆"厌于药，喜于食"，而药膳"寓医于食，药食同源"，既能让人们享受到食物的美味，又能起到药用疗效，一举两得。因此，本书第三章列举了有效养护心肺的食疗本草，详解其功效，推荐对应的养心护肺的药膳。

第四章介绍了通过经络穴位来养心健肺的方法，只需轻松动动手，便可发挥意想不到的效果，为健康多一分保障。

第五章则针对19种常见的心肺部问题，如感冒、咳嗽、支气管炎、肺炎、冠心病、心肌炎、心绞痛等，推荐了相应的生活调理和饮食原则、对症调理食谱。

一呼一吸关乎生命，保养好心肺，就是为身体筑起了强有力的免疫防线。唯愿所有人都能身体健康、远离病痛。

在这里需要提醒大家注意，按摩、刮痧、艾灸等方法要遵循医嘱，在专业医师指导下进行。文中涉及的运动训练强度及次数仅为参考，实际训练计划需要根据患者具体伤病及体能情况，由专业人员评定后再制定。

第1章 心肺健康，身体百病不侵

第 2 章 日常养心健肺，筑起免疫防线

第3章 老祖宗养生智慧，本草药膳养心肺

第4章　经穴外治小妙招，净心养肺效果好

第5章　全方位疗愈良方，轻松搞定肺心病

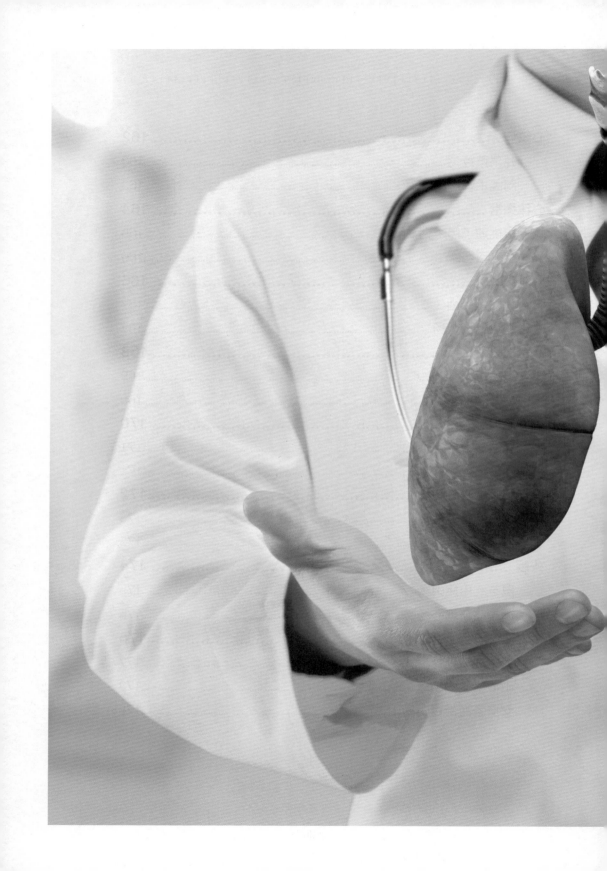

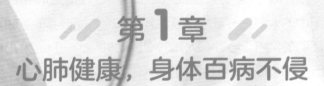

第1章
心肺健康，身体百病不侵

  心与肺的关系密不可分，心脏能够控制人体的血液循环，肺部主呼吸，可以保证血管内的含氧量，心功能正常才可以维持肺部的呼吸功能正常，两者相辅相成，保证身体健康。如果心肺功能失调，可能会导致身体免疫力下降，各种疾病就会出现。因此，要保护好心肺健康，才能让身体百毒不侵。

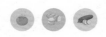

心脏是人体的"发动机"

《黄帝内经》认为，心如同君主一样，是具有主宰全身作用的器官，人的一切精神都是由它产生。心为神之居、血之主、脉之宗，它的功能情况表现于面部，它的属性为阳中的太阳，与夏气相通，五行属火，配合其他脏腑功能活动，起着主宰生命活动的作用。心脏是人体的"发动机"，一旦心脏出任何问题，其他器官就会出现紊乱而产生各种疾病。

心脏是"君主之官"

《黄帝内经》把人体的五脏六腑命名为十二官，其中，心为"君主之官"。书中有这样的描述："心者，君主之官，神明出焉。故主明则下安，主不明，则十二官危。"

心脏的主要结构

右肺动脉分支

主动脉

左肺动脉

上腔静脉

左肺静脉

右肺静脉

左心房

右心房

右心室

左心室

下腔静脉

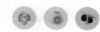

君主是古代国家元首的称谓，是一个国家的最高统治者。把心称为"君主"，就是肯定了心在五脏六腑中的重要性，是脏腑中最重要的器官。"神明"指精神、思维、意识活动及这些活动所反映的聪明智慧，它们都是由心所主持的。心主神明的功能正常，则精神健旺、神志清楚；反之，则神志异常，出现惊悸、健忘、失眠、癫狂等症候，而且可引起其他脏腑的功能紊乱。另外，"心主神明"还说明心是人的生命活动的主宰，统帅各个脏器，使之相互协调，共同完成各种复杂的生理活动，以维持人的生命活动，如果心发生病变，则其他脏腑的生理活动也会出现紊乱而产生各种疾病。因此，以"君主之官"比喻心的重要作用与地位并不为过。

认识心脏的生理功能

心居于胸腔左侧、膈之上，其生理功能有两个方面，即主血脉与神志。

● 心主血脉

心主血脉包括主血和主脉两个方面：全身的血都在脉中运行，依赖于心脏的推动作用而输送到全身。脉，即血脉，是气血流行的通道，又称为"血之府"。心脏是血液循环的动力器官，它推动血液在脉管内按一定方向流动，从而运行周身，维持各脏腑组织器官的正常生理活动。中医学把维持心脏正常搏动、推动血液循环的这一动力和物质，称为"心气"。另外，心与血脉相连，心脏所主之血称为心血，心血除参与血液循环、营养各脏腑组织器官之外，又为神志活动提供物质能量，同时贯注到心脏本身的脉管，维持心脏的功能活动。因此，心气旺盛、心血充盈、脉道通利，心主血脉的功能才能正常，血液才能在脉管内正常运行。《黄帝内经》所言"心主身之血脉"和"心者，其充在血脉"，都是针对心脏、脉和血液所构成的一个相对系统而言。心占据着主导的地位，心的搏动是血液运行的根本动力，起决定作用。

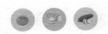

● 心主神明

《素问·灵兰秘典论》记载："心者，君主之官也，神明出焉。"《素问·调经论》说："心藏神。""神明"主要指精神和意识，这些功能由心主持和体现，所以说"心主神明"。心主神明的功能与心主血脉的功能密切相关。血液是神明活动的基础，意识活动虽然源于脑，但心脏为脑提供了充分的血液供给，这是能源。故心主血脉的生理功能正常，则心主神明的功能也强，人才能精神振奋、思维敏捷，反之则失眠、多梦，甚至发狂、昏迷等。

了解心脏的功能表现

除了主血脉和主神志两大功能外，心在志、在液、在体和在窍的四大功能表现为：

心在志为喜	藏象学说认为，外界信息引起人的情志变化，是由五脏的生理功能所化生，故把喜、怒、思、忧、恐称作"五志"，分属于五脏。心在志为喜，是指心的生理功能和精神情志的"喜"有关。喜，一种对外界信息的反应，属于良性的刺激，有益于心主血脉等生理功能。从心主神志的生理功能状况来分析，又有太过与不及的变化。一般说来，心主神志的功能过亢，则使人嬉笑不止；心主神志的功能不及，则使人易悲。但由于心为神明之主，不仅喜能伤心，而且五志过极均能损伤心神。
心在液为汗	汗液，是津液通过阳气的蒸腾汽化后，从汗孔排出的液体。由于汗为津液所化生，血与津液又同出一源，因此有"汗血同源"之说。而血又为心所主，故有"汗为心之液"之称。汗出太多则易心慌的现象，也证明了这一点。

心在体合脉，其华在面

脉是指血脉，心合脉即是指全身的血脉都属于心。心气的强弱、心血的盛衰，均可从脉象反映出来，心合脉成了切脉的理论根据之一。中医学认为，内在脏腑的精气盛衰、功能强弱，可以显露在体表组织器官上，称为"荣华外露"。五脏各有其华。心，其华在面，是说心的生理功能是否正常以及气血的盛衰，可以显露于面部色泽的变化上，所以面色常作为推论心脏气血盛衰的指标。若心的气血旺盛，则面色红润有光泽；若心脏发生病变，气血受损，则常在面部有所表现，例如：心的气血不足，可见面色㿠白、晦滞；心血瘀阻，则面部青紫；如血分有热，则面色红赤；心血暴脱，则面色苍白或枯槁无华。

心在窍为舌

"窍"原意为孔洞，即孔窍，在中医学理论中，用来说明脏腑与体表官窍之间的内在联系，亦属于中医学整体观念的一部分。窍主要指头面部的五个器官，即鼻、目、口、舌、耳，包括七个孔窍，习惯上称为五官七窍。另外，前阴和后阴亦称为窍，故又有九窍的说法。五脏六腑居于体内，官窍居于头面、体表，但脏腑与官窍之间存在着密切联系。这种联系不仅表现在生理方面，而且在病理方面也相互影响。

心开窍于舌

是指舌为心之外候。舌主司味觉，表达语言。心的功能正常，则舌质柔软，语言清晰，味觉灵敏；若心有病变，可以从舌上反映出来。故临床上常通过观察舌的形态、色泽的变化来推论心的病理变化。

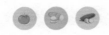

肺主人体呼吸，是防疫抗病第一线

《黄帝内经》中记载："肺者，为相傅之官。"肺与心同居膈上，上连气管，通窍于鼻，与自然界之大气直接相通。肺主气、司呼吸，负责气的宣发肃降。中医有"肺为水之上源"的说法，一旦肺热或肺寒，宣发肃降功能失调，人的气机运行就会受阻，人就会生病，最典型的症状就是咳嗽。因此，在日常生活中，人们可以运用药膳来调养自己的肺脏，以保身体健康。

肺主一身之气，是由肺主呼吸的作用决定的。肺主呼吸的功能能使自然界的清气通过肺进入体内，而体内的浊气通过肺呼于体外，肺吸进的清气与水谷之气组合成宗气，所以说"肺为宗气之化源"。宗气贯注心脉，又通过心主血脉而布散周身，从而维持各脏腑组织器官的功能活动。而宗气的形成与肺有关，所以说"肺主一身之气"。

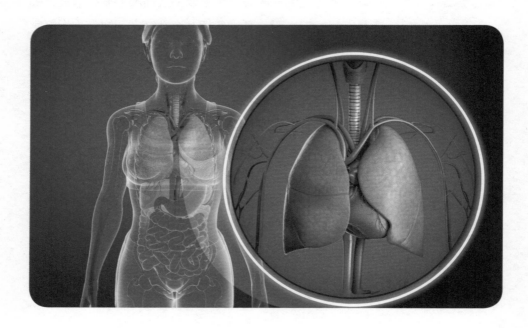

肺是"相傅之官"

《黄帝内经》中说肺是"相傅之官"，也就是说，肺相当于一个王朝的宰相，它必须了解五脏六腑的情况。医生要知道人身体的情况，首先就要问一问肺经，问一问"寸口"。因为全身各部的血脉都直接或间接地汇聚于肺，然后散布全身，所以各脏腑的盛衰情况必然会在肺经上有所反映，而"寸口"就是最好的一个观察点，通过这个点可以了解全身的状况。

肺为华盖，其位置在五脏六腑的最高处，负责气的宣发肃降。中医有"肺为水之上源"之说，一旦肺热或肺寒，宣发肃降功能失调，人的气机运行就会受阻，人就会生病，最典型的症状就是咳嗽。

认识肺的生理功能

肺为"相傅之官"，是因为肺有以下三大功能，即肺主气、主肃降、主皮毛。

● 肺主气——司呼吸

肺主气，最早见于《黄帝内经》。《素问·五藏生成》云："诸气者，皆属于肺。"

肺不仅是呼吸器官，还可以把呼吸之气转化为一种正气、清气输布到全身。《黄帝内经》提到"肺朝百脉，主治节"，百脉都朝向于肺，因为肺是"一人之下，万人之上"，是通过气来调节治理全身的。

肺主气，包括"呼吸之气"和"一身之气"两个方面。

肺主呼吸之气：《素问·阴阳应象大论》中认为"天气通于肺"。通过肺的呼吸作用，不断吸进清气、排出浊气，吐故纳新，实现机体与外界环境之间的气体交换，以维持人体的生命活动。

《素问·六节藏象论》认为"肺者，气之本"。肺主一身之气的生成，体现于宗气的生成。一身之气主要由先天之气和后天之气构成。宗气属后天之气，由肺吸入的自然界清气与脾胃运化的水谷之精所化生的谷气相结合而生成。宗气在肺中生成，积存于胸中"气海"，上走息道，出喉咙，以促进

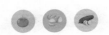

肺的呼吸，如《灵枢·五味》所说"其大气抟而不行者，积于胸中，命曰气海，出于肺，循喉咽，故呼则出，吸则入"，并能贯注心脉以助心推动血液运行，还可沿三焦下行脐下丹田以资先天元气，故在机体生命活动中占有非常重要的地位。宗气是一身之气的重要组成部分，宗气的生成关系着一身之气的盛衰，因而肺的呼吸功能健全与否，不仅影响着宗气的生成，也影响着一身之气的盛衰。

肺主一身之气的运行，体现于对全身气机的调节作用。肺有节律地呼吸，对全身之气的升降出入运动起着重要的调节作用。肺的呼吸均匀通畅，节律一致，和缓有度，则各脏腑经络之气升降出入运动通畅协调；肺的呼吸失常，不仅影响宗气的生成及一身之气的生成，导致一身之气不足，即所谓"气虚"，出现少气不足以息、声低气怯、体倦乏力等症，还会影响一身之气的运行，导致各脏腑经络之气的升降出入运动失调。

肺主一身之气和呼吸之气，实际上都是基于肺的呼吸功能。肺的呼吸调匀是气的生成和气机调畅的根本条件。如果肺的呼吸功能失常，势必影响一身之气的生成和运行。若肺丧失了呼吸功能，清气不能吸入，浊气不能排出，新陈代谢停止，人的生命活动也就终结了。

● 肺主宣发、肃降

肺居西边，就像秋天，秋风扫落叶，落叶簌簌而下，因此肺在人身当中起到肃降的作用，即可以肃降人的气机。肺是肺循环的重要场所，它可以把人的气机肃降到全身，也可以把人体内的体液肃降和宣发到全身各处。肺气的肃降是跟它的宣发功能结合在一起的，所以它又能通调水道，起到肺循环的作用。

"宣发"是指升宣、发散，肺主宣发是指肺气具有向上升宣和向外周布散的作用；"肃降"是指清肃、洁净，肺主肃降是指肺气具有向内、向下清肃通降的作用。肺的宣发与肃降功能是由肺气的升降运动来实现的，故称"肺气宣发"和"肺气肃降"。

肺的宣发作用，能向上、向外布散气与津液，主要体现在以下三个方面：一是呼出体内浊气；二是将脾所转输来的津液和部分水谷精微上输头面诸窍，外达于全身皮毛肌腠；三是宣发卫气于皮毛肌腠，以温分肉、充皮肤、肥腠理、司开阖，将代谢后的津液化为汗液，并控制和调节其排泄。

肺的肃降作用，能向内、向下布散气和津液，主要体现在三个方面：一是吸入自然界之清气，并将吸入之清气与谷气相融合而成的宗气向下布散至脐下，以资元气；二是将脾转输至肺的津液及部分水谷精微向下、向内布散于其他脏腑以濡润之；三是将脏腑代谢后产生的浊液下输于肾或膀胱，成为尿液生成之源。

肺气的宣发和肃降是相互制约、相互为用的两个方面。宣发与肃降协调，则呼吸均匀通畅，水液得以正常输布代谢，所谓"水精四布，五经并行"；宣发与肃降失调，则会产生呼吸失常和水液代谢障碍。一般说来，外邪侵袭，多影响肺气的宣发，导致肺气不宣为主的病变；内伤及肺，多影响肺气的肃降，导致肺失肃降为主的病变。宣发与肃降失常又是相互影响、同时并见的，如外感风寒首先导致肺的宣发功能障碍而出现胸闷鼻塞、恶寒发热、无汗等症，同时也可引起肺的肃降功能失常而伴有咳嗽、喘息。

● 肺主皮毛

人全身表皮都有毛孔，毛孔又叫气门，是气出入的地方，都由肺直接来主管。皮毛包括皮肤、肌肉、汗腺、毛发等组织，依赖于卫气和津液的温养和润泽，有防御外邪、调节津液代谢、调节体温和辅助呼吸的作用。

肺对皮毛的作用主要有两点：一是肺气宣发宣散卫气于皮毛，发挥卫气"温分肉、充皮肤、肥腠理、司开阖"、防御外邪侵袭的作用；二是肺气宣发输精于皮毛，即将津液和部分水谷之精向上、向外布散于全身皮毛肌腠以滋养之，使之红润光泽。若肺精亏、肺气虚，既可致卫表不固而见自汗或易感冒，又可因皮毛失濡而见枯槁不泽。

皮毛对肺的作用有两点：一是皮毛能宣散肺气，以调节呼吸。《黄帝内经》把汗孔称作"玄府"，又叫"气门"，是说汗孔不仅是排泄汗液之门户，而且也是随着肺的宣发和肃降进行体内外气体交换的部位。二是皮毛受邪，可内合于肺。如寒邪客表，卫气被郁遏，可见恶寒发热、头身疼痛、无汗、脉紧等症；若伴有咳喘等症，则表示病邪已伤及肺脏。故治疗外感证时，解表与宣肺常同时并用。

● 肺开窍于鼻

肺主呼吸，而鼻为呼吸之气出入的通道，与肺直接相连，所以我们也说"鼻为肺之窍"。鼻为呼吸道之最上端，通过肺系（喉咙、气管等）与肺相连，具有主通气和主嗅觉的功能。鼻的通气和嗅觉功能，都必须依赖肺气的宣发作用。肺气宣畅，则鼻窍通利，呼吸平稳，嗅觉灵敏；肺失宣发，则鼻塞不通，呼吸不利，嗅觉亦差。故《灵枢·脉度》曰："肺气通于鼻，肺和则鼻能知臭香矣。"通气功能和主嗅觉的功能，都需要肺气的作用来维持。

在临床上，可把鼻的异常表现作为推断肺病变的依据之一。在治疗上，鼻塞流涕、嗅觉失常等疾病又多用辛散宣肺之法，如针刺耳部肺穴可治鼻息肉、慢性鼻炎等疾病就是以"肺开窍于鼻"这一理论依据为指导的。

察"颜"观色：肺部健康问题早发现

人的五脏六腑相互关联，只要有一个脏器虚弱，如果不加以调理，就很有可能会影响其他脏器，所以当你发现自己有虚弱的迹象，就要对症下药，早做调理。而我们的内脏疾病可以通过五官来判断。五官是指眼、耳、鼻、唇、舌五个器官，五官虽小，却能预测全身的健康状况。中医认为，人体的五官是五脏的窗口，通过它们，我们可以发现隐藏其中的疾病信息。

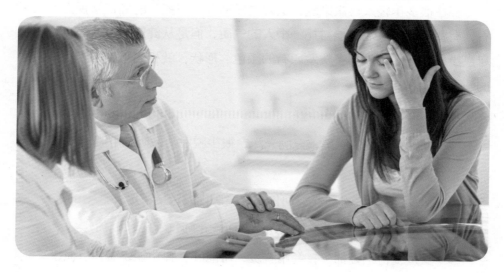

头发

俗话说："有力长发，无力长甲。"也就是说，一个人头发的好坏，可以直观地反映这个人的健康状况。

头发对我们每个人的形象都至关重要，同时也是身体健康的标志。身体健康，头发也会变得乌黑亮丽，其中道理就像土地越肥沃，长在其上的植物

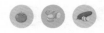

才会越发茂盛。反过来，五脏之间任何一脏出现异常，都可能直接或间接地影响头发的生长。一个人头发的好坏，也能直观地反映出这个人的身体状况。

正常情况下，40 岁后，我们的头发会逐渐变白，发质变差，这是因为随着年龄的增长，脏腑的精气逐渐衰减，不足以濡养头发，这属于自然现象，不需要治疗。但如果突然之间我们的头发变白、变干枯，很可能是体内的气机紊乱、脏腑精气不足造成的。通过观察头发的状态，我们能很好地了解自己的身体健康情况。

现在很多年轻人喜欢染发，认为这样时尚、漂亮。的确，从视觉效果来看，有些染后的头发更能衬托一个人的气质，但是从健康的角度而言，还是尽量少染发，一旦破坏了头发原有的颜色、形状，就相当于失去了观察疾病的一个窗口。

- 如果头发颜色漆黑，充满光泽，很少脱发，说明肺脏强健、肾精充足。
- 头发过早变白、干枯，可能是肝肾阴虚、肾精不足。
- 头发变得枯槁不堪，失去光泽，可能是肺气不足。
- 头发变得枯萎稀少，经常脱发，可能肝、脾功能衰减，气血瘀滞，脾肾两虚。
- 如果头发容易出油，可能是因为脾肺不和，脾输布太过，肺的肃降不够，导致脾气过强、肺气过弱。
- 如果头发的生长速度过慢，较稀疏，还有可能是肝血不足，头发缺少充足滋养。

面色

《黄帝内经》认为"有诸内必形诸外"，意思是，我们的面色是否红润健康，肤色是否白净、均匀，都要看体内脏腑的精气是否可以滋养与维持。

面色红润、容光焕发是一个人最理想的状态，而这些并不是可以通过现代化妆技术就能达到的，而是要靠体内脏腑的精气来滋养与维持的。人的面色同五脏功能及气血盛衰密切相关。当脏腑功能健旺，气血生化充足时，肌肤才能得到充分的滋养；反之，当脏腑功能低下，气血亏虚，肌肤失养，就会面无华彩。

观察面部颜色和表情，是中医望诊项目中非常重要的部分。特别是儿童患者，他们无法表达自己身体上有什么地方不适，往往只会哭个不停，所以医生经常通过观察他们的皮肤的颜色、光泽的变化来诊断疾病。我们平时也可以通过观察肌肤的颜色和光泽来判断五脏六腑的健康状况。

- 如果面色萎黄、水肿虚胖、唇色苍白，说明脾气亏虚、脾胃不和，还可能伴随着贫血的现象。

- 如果面色苍白、精怯气弱，说明心气不足、心血亏虚；如果面色呈现瘀暗，说明心血瘀阻。

- 如果面色黧黑，又黑又暗，皮肤松弛，缺少光泽，则说明肾气亏损、肾精不足。

- 如果面色无华、暗淡无光，两目无神，则说明肝血不足。

- 如果面色憔悴，皮肤粗糙、弹性差，则说明肺燥气虚，肺的宣发、肃降功能失常。

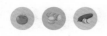

声音

我们平时说话的声音不仅能传递心里的想法，还能传递出身体的内在情况。很多人都有过这样的经验，感冒咳嗽了，喉咙往往会痛，声音也会变得嘶哑，变得很难听，这就是肺气受损的表现。

如果我们吃饭过快，往往会打嗝，这是因为气从胃中上逆，膈痉挛收缩而引起的。这也是身体发出的一种声音，一种机体保护自身的反应，但如果超过生理限度，便成了疾病的表现。

中医看病讲究望、闻、问、切，其中闻不仅指闻气味，还包括听声音。如果说话无力，我们常常称为"中气不足"，所谓的中气，其实就是脾胃之气。脾胃是人体对饮食进行消化吸收并输布其精微的重要脏器，具有主运化和升清的重要功能。脾胃能产生中气，中气又支持脾胃之气，中气充足即脾胃功能健旺，中气不足即脾胃功能虚弱，运化失常。

很多医生能从病人发出的声音听出患者的哪一个脏器出现了问题，我们同样可以根据自己所发出的声音状况，判断出自己的身体状态。

- 说话声音低微，一旦提高音量，就好像气提不上来一样，很可能是脾气不足、失其健运，以致中气不足。

- 说话声音很小，总是哼哼唧唧，容易忧虑，动不动就哭哭啼啼，很可能是肺气虚弱、肺气不足。

- 说话声音嘶哑、微弱，觉得嗓子不舒服，时有咳嗽，很可能是肺气宣降失常、郁滞不畅。

- 说话声音很高，动不动就发脾气，很可能是肝失疏泄、肝热素盛所致。

- 说话过多容易心慌、容易乏力，很可能是心气虚损、运血无力。

皮肤

《素问·痿论》中提出"肺主身之皮毛"，皮毛包括肌体的皮肤、毛发、汗孔等组织。我们可以通过观察自己的皮肤和毛发，来判断自己肺脏的健康状况。

一方面，肺能将所主之卫气宣发至体表，固表御邪，温煦肌肤，调节肌肤腠理开合，排泄汗液；另一方面，肺可以

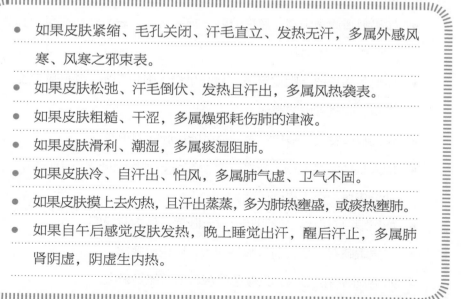

"输精于皮毛"，即将脾所运化转化的精微物质通过肺的宣发作用发散到全身，外达皮肤，起到滋养作用。当肺的生理功能正常时，皮肤紧致，毛发光泽，机体抵御外邪的能力就强；当肺有病变时，就会出现"肺热叶焦"，皮肤相应地也会变差，机体的抗病能力会降低。如果有邪气从皮毛入侵，会影响到肺的功能，这也是感冒的机制之一。

- 如果皮肤紧缩、毛孔关闭、汗毛直立、发热无汗，多属外感风寒、风寒之邪束表。
- 如果皮肤松弛、汗毛倒伏、发热且汗出，多属风热袭表。
- 如果皮肤粗糙、干涩，多属燥邪耗伤肺的津液。
- 如果皮肤滑利、潮湿，多属痰湿阻肺。
- 如果皮肤冷、自汗出、怕风，多属肺气虚、卫气不固。
- 如果皮肤摸上去灼热，且汗出蒸蒸，多为肺热壅盛，或痰热壅肺。
- 如果自午后感觉皮肤发热，晚上睡觉出汗，醒后汗止，多属肺肾阴虚，阴虚生内热。

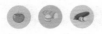

眼睛

　　眼睛是心灵之窗，也是视觉的感觉器官。眼睛对我们的生活至关重要，如果失去眼睛，我们就看不到东西，会给我们的生活带来极大的痛苦与不便。

　　眼睛之所以能视万物、辨别色彩，全赖我们五脏六腑精气的滋养。《灵枢·大惑论》中提到，人体"五脏六腑之精气，皆上注于目而为之精"，意思是说，眼睛为五脏六腑精气的汇聚之所，我们通过观察眼睛的状况，能够大概诊断出五脏六腑的基本病况，从而判断出我们身体的健康问题。所以，中医望诊项目中的"望目"，就是通过观察患者眼睛的情况，判断出患者五脏六腑的盛衰变化，从而得知患者的身体健康状态。

- 如果眼睛清澈明亮、黑白分明，神采奕奕，表示气血充足、肺脏健康，身体强壮。

- 如果眼睛干涩，眼皮沉重，目光呆滞，晦暗无光，是肝脏气血不足、肺气亏虚的表现。

- 如果眼白发黄，眼角发青，很可能是肝病的预兆。

- 如果眼睛经常发胀、发红，甚至发炎，则代表肝火过于旺盛，肺气失调，有上火的可能。

- 如果眼白有血丝，说明肺火过于旺盛，体内有燥邪。

- 如果眼睛有眼袋，而且眼袋很大，则说明脾虚。

- 如果眼睛有黑眼圈，且颜色较深，很可能是肾虚。

舌苔

舌头由人体最强韧有力的肌肉群构成，是语言和味觉的重要器官。舌头不仅能让我们懂得饮食的乐趣和价值，而且还能反映出我们体内五脏的健康状况。

在中医望诊中，观察舌苔是一项非常重要的内容。舌头上的舌苔由胃气所生，而胃为人体重要的消化器官，上承食管，下接十二指肠，承担着维持人们生命活动的重任，能使人体吸纳的精华在脾的运化作用下，精微物质被吸收，化生气血，营养全身。所以，我们内在气血的盛衰、五脏的精气盛衰，都能在舌苔上反映出来。通过观察舌苔，我们可以得知身体的健康状况与疾病的轻重变化。

观察舌苔前不宜进食，特别不能食用会将舌面染色的食物，如乌梅、橄榄和槟榔等。这类食物会造成干扰，无法确切观察到舌苔的颜色与状态。观察前应漱口，面向亮处，舌尖微微下弯，不要卷缩，要充分地将舌体暴露出来。

- 如果舌苔发白、舌质偏白，说明体内有寒、脾肺两虚、中气不足。
- 如果舌苔发黄、舌质颜色鲜红，时常伴有咳嗽，说明身体有肺热、津液严重损耗。
- 如果舌苔厚腻，说明体内营养物质过剩、体内痰湿较重。
- 如果没有舌苔，舌质的颜色偏浅，呈淡淡的白色，则说明消化不良、胃气虚弱。
- 如果没有舌苔，舌质颜色很红，说明肾阴虚损严重。

指甲

我们的指甲就如同一面面大小不一的"荧光屏"，镶嵌在我们的指尖。神奇的是，指甲不仅能起到美观的作用，还能如实地反映出我们的身体状态。

健康指甲的根部都会有一道乳白色弧形区域，俗称"半月形"。身体健康的人，指甲上的半月形大小适中，颜色呈灰白色。如果几乎看不到十指指甲上的半月形，或者只有大拇指上才有半月形，说明体内气血不足、寒气较重；如果指甲上的半月形完全消失，说明体内的血液循环较差，血液无法到达末梢，气血亏虚。

除了半月形外，如果体内存在其他潜在的病变，同样能通过指甲颜色反映出来，因为指甲与五脏六腑、经络、气血有着直接的关系。通过观察指甲，能够看出一个人的生理和病理方面的变化，得知各器官的健康状况。

- 如果指甲颜色发暗，并呈现深紫色，很可能是体内血液循环不畅通，并有心脑血管疾病和肺部疾病的可能性。

- 如果指甲颜色一半为淡红色，一半为淡白色，很可能是肾功能欠佳。

- 如果指甲颜色呈深蓝色，很可能肺部出了问题，有肺感染或肺气肿的可能。

- 如果指甲变得较薄、易脆，甚至裂开，很可能是呼吸系统和循环系统出了问题。

- 如果指甲没有受到外力的挤压而呈黑色，很可能是肾脏出了问题，导致肾功能衰竭，应立即去医院检查身体。

手脚

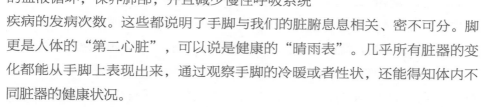

　　手脚是人体的缩影，手脚上有许多重要的养生穴位，通过按摩、捶打、艾灸这些穴位，可以治疗或减轻一般疾病，还能起到保养脏腑的作用。

　　如今有不少人喜欢做足疗，或者在家里用热水泡手脚，并且进行适当的按摩。通过这些手段，可以很好地促进身体内的血液循环，保养肺部，并且减少慢性呼吸系统疾病的发病次数。这些都说明了手脚与我们的脏腑息息相关、密不可分。脚更是人体的"第二心脏"，可以说是健康的"晴雨表"。几乎所有脏器的变化都能从手脚上表现出来，通过观察手脚的冷暖或者性状，还能得知体内不同脏器的健康状况。

　　我们可以根据以下几点对自己的身体健康状态进行检测。

- 如果一到冬季手脚就异常冰冷，多为缺乏阳气、气血不足、肾阳虚。

- 如果手心、足心极热，有种握着火炭般的感觉，多为肾阴不足、虚火旺盛。

- 如果食指弯曲变形，排除肌腱拉伤或其他外伤的原因，多为消化系统功能障碍，会时常出现便秘、腹胀。

- 如果脚后跟异常疼痛，没有外伤，又查不出骨刺，多为精亏血少、气血运行受阻、肝肾阴虚。

- 如果手指末端膨大肥厚，形如棒槌，并伴有疼痛感，多为心血管系统疾病、肺部疾病的预兆，应去医院做全面的健康检查。

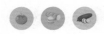

睡眠

曾经有科学家做过睡眠试验，让受试者不休不眠数天，结果所有受试者都出现了头昏脑涨、烦躁不安、沮丧压抑等现象，他们的记忆力明显减退，甚至有人还出现了幻觉、幻听、老是怀疑别人想害自己等症状。

睡眠不足竟然会给我们带来如此严重的影响。通过观察睡眠情况，我们能够了解自己的身体状况。有些人一躺在床上就能快速沉入梦乡，一觉到天明；有些人却辗转反侧，总是睡不着，就算睡着了，也多梦易醒，有一点动静就会醒过来。

为什么会这样呢？除了生活上的压力之外，睡眠质量的好坏与身体健康息息相关。身体健康的人往往很少出现失眠的状况，而长期熬夜或睡眠质量不佳的人往往会出现多梦、心悸、记忆力减退等症状。

- 如果睡眠质量很差、较容易惊醒，醒后感觉乏力头晕，多为心肝阴血耗伤，导致肝不藏魂、心血不足。

- 如果经常做梦，记忆力不断下降，睡醒之后还是感觉非常疲倦，时常犯困，多为心脾两虚、肾气不足。

- 如果做梦特别多，入睡后好像看电影一样，彻夜不断，醒后心神不定，多为心血亏虚，还伴有神经衰弱的现象。

- 如果时睡时醒、精神欠佳、情绪烦躁，多为肝血亏虚、精血不足。

- 如果难以入睡，总觉得口干舌燥、心烦不适，多为肝、肺火过于旺盛。

预示心脏可能出问题的小信号

人体内脏器运转是否良好可以通过外部器官表现出来，耳鸣、鼻头发红、皮肤发紫、肩膀疼痛、下肢水肿等都有可能是心脏病的表面症状。出现这些信号时，一定不要掉以轻心。

呼吸：心脏缺血的人容易呼吸短促

心脏为人体各器官提供血液，血液中携带的营养和氧气使人体能够正常运行。其他器官需要的氧气依靠肺部过滤提供，而肺部的氧气需要通过呼吸来进行补充。人体只有呼吸正常，心脏的律动才能稳定，心脏输血携氧才能正常进行。人体一旦停止了呼吸，与外界就失去了交换，体内氧气不足，人将无法存活。

我们在奔跑、游泳等剧烈运动后，会感到呼吸明显加快，这是因为人体在运动时，体内各器官需要更多的氧气来维持，所以心脏就要增强输血功能，跳动就会加快，以输送更多的氧气；而输送更多的氧气则需要更快地呼吸，所以会出现暂时的呼吸急促。只要停止运动，这种现象会逐渐消失。有些上了岁数的人在稍微运动后或者平静时也会有呼吸短促的现象，这可能就预示着心脏问题。

舌头：伸伸舌头诊百病

舌头是人体重要的味觉器官，可以辨别出各种味道，让我们感受到酸甜苦辣。此外，舌头还能辅助发音，而且和心脏有着密切的联系。中医认为"舌为心之苗"，也就是说舌头是心脏的外在体现，心脏的一些病变可以通

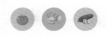

过观察舌头来判定。正常人的舌头应该是红润柔软的，而我们发现有些人的舌头过白、过黄，有的还发干、肿大等，这些都是非正常舌头的表现。有时舌头还会出现溃疡、发炎的症状，这些都会影响我们正常的饮食，严重时可能影响发音。

舌头的不良症状和心脏是密切相关的，例如舌头发白，可能是心气不足的表现；而舌尖过红，甚至溃疡等，可能是心火过于旺盛的体现。所以当我们的舌头，尤其是舌尖出现红肿、溃疡时，要及时治疗，不要食用辛辣、油腻的食物，尽量多吃水果和蔬菜，而且要多喝水。严重时要及时到医院就诊，避免影响正常进食。

鼻子：鼻头发红、发硬是心脏变大的表现

人体通过鼻子将氧气送入肺部，然后再通过鼻子将二氧化碳排出体外，这是鼻子的呼吸作用。鼻子为肺服务，同时肺又为心脏供氧，所以说鼻隶属于心，心脏出现问题，就会通过鼻子反映出来。人体很多脏器的症状都可以通过外部器官来表达，鼻尖即代表心脏。鼻子如果出现发红的情况，可能是因为血压升高，导致气血在此瘀结，所以鼻尖会发红；鼻尖发硬和心脏的关系就更为密切，心脏如果脂肪过多，就会变大，功能也会逐渐变差，这种情况有时会通过鼻子反映出来，即表现为鼻尖发硬，比正常人鼻子要硬很多。但并不是所有的鼻尖发红、发硬都和心脏有关，很多外在的原因也会让人出现这种症状。

皮肤：心脏输血不畅，皮肤发紫

人体皮肤下面的血管丰富，所以当不小心割破皮肤的时候就会流出鲜红的血液。当我们握紧拳头再突然张开时，会发现掌心由白迅速变红，这是因为血液被挤压，所以掌心变白；之后得到恢复，血液又重新回归原处，所以手掌迅速变红。正常人是如此，但如果心脏出现了问题，例如血管中有栓塞，导致气血不畅，那么血液流通就会受阻，血液循环自然缓慢。血液流通

缓慢会使身体一些部位得不到充分的血液供应，所以我们就会看到此处皮肤颜色发白，久而久之，若出现心脏衰竭，氧气运输更为困难，皮肤就会发紫。所以当我们看到一个人面色红润时，其血液循环肯定顺畅，心脏功能较好；若脸色苍白、发紫发青，一定是血脉流通不畅，心脏功能较差。

发绀是皮肤的一种外在表现，也称紫绀。由于人体动脉中的血氧分压降低，氧合血红蛋白减少，所以皮肤会呈现青紫色。出现这种现象除了和肺功能异常有关外，和心脏也有很大的关系，心脏输血不畅，血液流不到细微的血管，就会出现发绀现象。这种现象一般会出现在毛细血管丰富且色素较少的人体末梢部位，例如手指、鼻尖、脸颊、耳郭、口唇等，也可表现在四肢或者身体其他部位。所以当皮肤发紫的时候，要及时去医院就诊，不然可能会贻误病情。

牙齿：牙痛可能引发心绞痛

牙齿是人体咀嚼食物的重要器官，而且还有辅助发音的功能。拥有一口洁白整齐的牙齿，不仅能让我们更好地嚼碎食物，还能给人以大方洁净之感。"牙口好，胃口就好"，我们在进食时，所有食物都需要从口腔进入人体，而处理食物的第一道工具就是牙齿。牙齿会将食物切断、磨碎，这样人

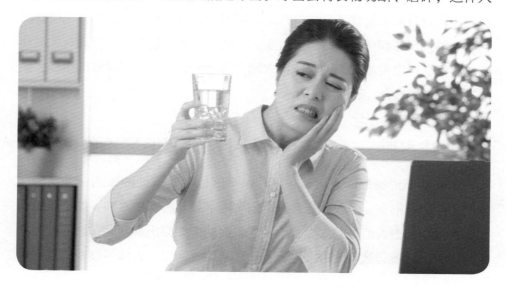

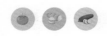

体才能将各种食物吞咽下去，以进入人体下一个消化器官。

牙齿可以说是所有人不可缺少的器官，牙齿每天都在工作，偶尔也会出现一些问题，最为常见的就是牙疼。"牙疼不是病，疼起来要人命"，这并非危言耸听，很多实例已经证实了这句话。尤其是上了年纪的老年人，有时会感到莫名地牙疼，可能在走路的时候，也可能在运动的时候，总之会感到下颌牙齿莫名疼痛，吃药也不管用。这时便要注意了，因为牙疼和心脏病也有一定的联系，尤其是患有心绞痛的老年人，心脏出现问题时，会产生一系列反应，有人会感到胸闷气短，有人会觉得腰疼背痛，而有些人会出现牙痛的现象，一般表现为下颌齿疼痛，有时会感到某一颗牙齿疼痛。所以，牙痛不是小事，一定要引起注意。

手指和脚趾：末端粗大是缺氧的表现

正常人的手脚指末端应该是圆润隆起的，而有些人因为机体发生了某种变化，导致手脚指末端变大，像棒槌一样，这种手指与脚趾被称为"杵状指"，是一种病态现象。杵状指可能是由于人体代谢紊乱所致，还有可能是此处组织长期缺氧所致，我们这里所说的手脚指末端粗大一般被认为和组织缺氧有关。而组织缺氧的成因和心血管密切相关，心脏功能较差，或者血液流通不畅导致氧气运输不到位，末端组织得不到充足的养料，就会出现杵状指。这种情况任何年纪都有可能发生，不管是婴儿还是老年人，均有此类疾病的实例。所以说当我们的手脚指末端变得粗大时，要引起足够的重视，最好去医院进行检查，确诊后及时治疗。

下肢水肿：下肢积液是因为血液循环不畅

水肿是指过量的体液潴留在人体某个部位导致该处肿胀的一种疾病。水肿的原因有很多，一般心源性水肿表现为下肢双脚踝处水肿，如不及时治疗，可能引起更大范围的水肿。心脏的输血功能如果出现问题，血液循环产生障碍，就可能导致下肢积液过多，出现水肿。所以，人体下肢在出现水肿时一定要及时就医，不可延误，以防止疾病恶化。除了心脏问题外，淋巴、肾脏、肝脏问题以及一些炎症都可能导致水肿。不同的水肿有不同的表现，所以要有针对性地进行治疗。

脾气变差：不良情绪与心脏相互影响

年轻人脾气不好很好理解，因为其社会经验少，缺乏人生阅历，再加上遇事不懂判断，所以常会依性情做事。而有些上了年纪的人也会出现脾气变差的现象。老年人身体各器官开始衰竭，所以容易患病；而患病之后得不到及时的治疗，就有可能为此而恼怒，脾气逐渐变得暴躁。还有很多老年人会有心慌气短、胸闷无力的症状，而这些问题没有得到及时的解决，让他们的生活更加困难，所以自然会出现负面情绪。而出现这些症状和心脏密切相关。心脏病初期，人体神经系统可能出现紊乱，诸多症状出现的同时，让人容易烦躁、发怒，老年人还可能因此变得悲观、忧郁、紧张、没耐心。这些不良情绪和心脏之间是相互影响的，不良情绪的产生可能和心脏病有关，而心脏病又会加重这些不良情绪。所以老年人在突然出现这些情绪时，一定要及时去医院进行检查，有效预防心脏病。

突然出冷汗：循环至脑部的血液不足

出汗是人体正常的生理现象，人体通过排汗来维持体内的温度，也是排毒的一种表现。人体在夏季时会因为外界温度升高而排出汗液，这些液体通过汗腺排出体外，以起到散热的作用；冬天时外部环境温度较低，为

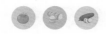

了维持体内的温度，毛孔会紧闭，防止汗液流出，所以人在冬天一般是不出汗的。

人在患病或者遭遇外界刺激时，汗液的排泄可能也会出现问题。很多人在外界气温较低时有冷感，但身体也会出汗，我们称之为"出冷汗"。出冷汗的原因很多，和外界环境有关，也和自身某些疾病有关。人的心脏每时每刻都要为人体各个器官供血，血液充分循环，人才能进行正常的活动，这时也不容易出问题。心脏一旦出现问题，血液循环就会出现障碍，比如原本循环至脑部的血液没有得到及时的输送，人体就会面色苍白、畏寒畏冷，体表容易出汗，冷汗就此产生。

时常疲倦：心脏不好的人容易疲倦

疲乏是人体在经过超量活动后正常的感觉。人不能无休止地工作，工作一段时间后就要休息，为下一次工作做准备，所以说人一生中大约有三分之一的时间都在睡眠中度过。但人如果时常感到劳累，有时就算不活动也会有疲劳感，就很有可能是身体某个器官出现了问题。

心脏负责时刻运输血液，一旦出了问题，血液流动就可能不畅；体内各器官得不到充分的氧气与养料，人体就会感到疲乏。而且血液循环出现问

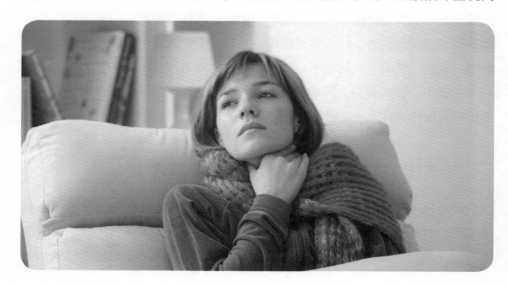

题，还会影响人体的正常代谢；乳酸聚集在人体内排不出去，人体便有肢体酸痛、劳累的感觉。所以心脏病和劳累之间存在着很大的关系，尤其是上了年纪的人，如果经常感到疲乏、厌倦，爬楼梯的时候感到胸闷、呼吸困难，很有可能是心脏出现了问题。所以经常感到疲乏的老年人，一定要及时寻医问药，不能不管不问，发现得越早，治愈的概率就越大。当然并不是所有的疲乏都是心脏问题引起的，偶尔工作量增大或者运动过度都会产生疲劳，具体情况要具体分析，因人而异，绝不能以偏概全。

垫高枕：高枕不一定无忧，可能是心脏较弱

失眠的原因很多，睡眠和大脑是有关联的，同时和心脏也是密不可分的。心脏为大脑提供血液和氧气，使得大脑能够正常工作以及休息，而当大脑供氧不足或者血液流通不畅的时候，大脑可能就无法感知到疲惫，所以很难入睡。因此，失眠和心、脑有很大关系，特别是老年人失眠，更应该引起注意，很可能是心脏出现了问题。

而睡觉喜欢把枕头垫高也可能和心脏有关系，人们常说"高枕无忧"，其实高枕未必是好事。当我们正常平躺时，下肢静脉血液回流会加快，心脏的负担自然加重；而当我们将枕头垫高之后，回流到心脏的血量减少，所以心脏的负担就会减轻，人体就会感到舒适。正常人平躺是没有问题的，因为心脏功能健全，所以不会受到太大的影响。只有心脏功能较差的人才不能平躺，喜欢将枕头垫高。所以说高枕不一定无忧，还可能反映出心脏的问题。尤其是人过中年，对此问题更要引起重视，要及时发现自身生活中的变化，一旦发现不正常现象要及时就诊，以免贻误病情。

扁桃体：扁桃体发炎可能引发心肌炎

扁桃体属于人体的淋巴器官，在人体口腔扁桃体窝内，对着镜子张开嘴时可以看到。人体进食时食物会经过此处，外界的空气也会通过口腔接触到扁桃体。它有抵抗细菌和病毒的作用，很多有害物质会被扁桃体拦截，但人

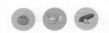

体在患病时抵抗力下降，扁桃体容易受到细菌的侵害，引发炎症，所以很多人在感冒时扁桃体会发炎。如果扁桃体发炎后不能得到及时治疗，当身体免疫力下降时，此处还容易发炎，导致扁桃体反复发炎，形成慢性扁桃体炎，使得扁桃体抵御细菌的能力严重下降，细菌滋生，并通过血液传到心脏等器官。而细菌中有大量的溶血性链球菌，这种细菌很容易侵犯心脏瓣膜，引发心肌炎。所以扁桃体一旦发炎，要及时治疗，千万不能让病情恶化，影响到人体其他组织和器官。

甲状腺：甲状腺激素分泌平衡，心脏就稳定

甲状腺是人体的内分泌器官，它分泌的甲状腺激素可以促进人体新陈代谢，影响人体生长发育，对骨骼、脑等器官的发育具有重要作用。另外，甲状腺激素和神经系统有着密切的联系，它可以调控其他激素，人体内部环境在甲状腺激素和神经系统的调控下维持相对稳定状态，人体内部各种活动才得以进行。

甲状腺分泌激素的量应该处在稳定的范围内，一旦分泌过多或过少，都会对人体各器官产生不良影响。如果甲状腺分泌激素过多，即甲亢，会造成心律失常、心脏扩大、心绞痛以及心力衰竭等病症，由此引发的心脏病被称为甲亢性心脏病；如果甲状腺激素分泌过少，会导致心脏收缩功能减弱，使血液循环不到位，出现血液流动缓慢等现象，诱发心绞痛、心力衰竭等，由此引发的心脏病被称为甲状腺功能减退性心脏病。所以甲状腺问题不容忽视，一旦发现应该及时治疗，减少后续问题对人体的伤害。

提防现代生活中的"伤心伤肺元素"

如今人们在紧张忙碌的工作和应酬中过度劳累，并常伴随巨大的心理压力，难以避免地熬夜、饮食不规律、饮酒过量、吸烟无节制，加上在办公室工作及交通工具的发达导致的缺乏运动等原因，又不重视不良习惯对健康的影响，所以各种心血管慢性病和猝死急症已不是老年人所独有的，而是呈现年轻化的发展趋势。

环境污染

生活环境会影响心脏的健康，我们要重视生活环境。

如果长期居住在阴暗潮湿的环境，或居住拥挤，起居无节，或在冬春季节气候无常时，常会发生细菌性或病毒性感染，如溶血性链球菌感染造成咽炎、扁桃体炎等。

在气候寒冷多变时，常加重或诱发一些周围血管病，如雷诺综合征、血栓闭塞性脉管炎、手足发绀症等。

长期在高温下工作，机体新陈代谢增加，心脏负担加重，容易患心脏病。

长期在高原居住，血氧饱和度降低，组织供氧不足，红细胞增高，缺氧引起肺血管痉挛，肺动脉高压，右心扩大、衰竭或心律失常，导致慢性肺心病。

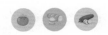

同时，生活和工作环境的安静与否，与心脏的养生保健关系最为密切。噪声对听觉系统和心血管系统的影响最为明显，如果突然听到强烈的声音，心跳就会加快，跳的力量也会加强，自觉心慌心悸。长期的噪声刺激不但会造成听觉系统的损伤，更严重的是造成心血管系统的损害。如果长期生活或工作在噪声的环境中，心血管病和高血压病的发病率明显升高，还会出现情绪激动、急躁的情况，所以生活和工作环境应选择在安静的地方。如果所处的环境噪声较大，应积极地采取一些必要的措施，以降低噪声的强度。如生活环境周围的噪声较大，应请有关部门解决噪声源的问题，降低噪声的强度；或安装双层玻璃窗以减少噪声。居室内的音响、电视等容易产生噪声，使用时要放低音量，以免影响自己和他人。平时也可以多到空旷安静的地方去活动或锻炼，避免噪声的干扰。

空气污染对肺的影响更是让人担忧不已。有专家曾形象地把现代人的肺比喻成永不清洗的"吸尘器"，一个成年人每天呼吸2万多次，吸入超过20千克的空气，当这些空气受到污染时，肺也成了人体所有器官中最脏的一个。空气污染对肺，乃至整个呼吸系统的危害是综合性的。汽车尾气、油烟、粉尘、花粉、装修后散发出的苯和甲醛、猫狗等动物身上细小的绒毛，甚至被褥上的螨虫和新家具上的油漆味道，都会伤害到肺。先是导致咳嗽、气喘，之后这种对气管的刺激会直接影响与它紧密相连的肺，让肺泡发生变化，最严重的后果是引发一系列疾病，如肺气肿、慢阻肺、肺心病，最终导致心力衰竭和呼吸衰竭。

职场压力

现代社会涌现了一大批"工作狂"。这群人加班至深夜也无所谓，回到家中脑袋里想的还是工作，一头睡下，想起工作又马上醒来。这样身体不断地接受压力、累积压力，而毫无消除的机会。殊不知，压力是心脏的大敌，是导致动脉硬化、心绞痛、心肌梗死的原因。另外，对有心脏病的人而言，压力是发病的导火线。

再忙的人，一天之中都需要喘息、休息的时间。不管是5分钟也好，10分钟也好，都是必要的。利用如此短暂的时间做做运动可以促进血液循环、消除疲劳，给身体带来新鲜的空气；同时也会因身体再度补充活力而放松原本紧绷的神经。所以变换气氛、喘一口气都可以发挥相当大的作用。除了一些简易运动，如搬动书籍、在椅背上伸伸懒腰、打打哈欠、在室内来回踱步、喝杯茶、眺望窗外等都可以帮助减轻压力，减少疾病的发生概率。

暴饮暴食

节日庆祝，或与家人朋友聚会时，大量的美食摆在面前，我们往往会经不住诱惑，心想这么吃一顿应该不会给身体带来什么不好的影响吧，于是就开始大吃大喝。如果大喜加上暴饮暴食，就要注意了，因为心脏可能会受不了你的这种行为，从而提出"抗议"。

太高兴会让人心气涣散，又吃了这么多东西，就会出现中医里"子盗母气"的状况了。所谓的"子盗母气"，是用五行相生的母子关系来说明五脏之间的病理关系。在这里"子"指脾胃，"母"指心，就是说脾胃气不足而借调心之气来消化食物。

如果一个人本来就有心脏病，太高兴导致心气已经涣散了，然后这个时候又暴饮暴食，脾胃的负担超负荷了，只好"借用"心气来消化这些食物，心气必然亏虚，因此心脏病患者（特别是老年人）在这个时候往往会突然发生心脏病，这就是乐极生悲了。所以，不管是在平时，还是在节庆假日里，都要在饮食上有所节制，要管好自己的嘴，千万不要让美食成为生命的威胁。

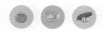

过度服药

许多药物及化学品可损害心肌，甚至有些治疗心脏病的药物在发挥治疗作用的同时，也诱发或加重了心脏病。最常用的青霉素会使某些过敏性体质者发生过敏性休克。

如治疗血吸虫病的锑剂，治疗阿米巴痢疾的依米丁，治疗疟疾的奎宁等，对心肌都有直接损害。治疗砷、金中毒的二硫基丙醇，治疗有机磷中毒的阿托品类药物，抗心绞痛药硝酸甘油等，可引起窦性心动过速；治疗心绞痛与心动过速的受体阻滞剂如心得安、氨酰心安等，抗心律失常的异搏停、心律平等，可引起心动过缓。治疗支气管哮喘的氨茶碱等也会导致心律失常。所以，在使用药物的时候一定要按照医嘱服用。

吸烟

烟草燃烧的烟雾中含有20多种化学物质，其中一氧化碳和焦油会强烈刺激、毒害呼吸道，减弱气道的净化作用，同时损坏气管壁及肺泡，破坏呼吸系统。据国内外大规模的研究发现，吸烟会引起非常多的疾病，如心脏病、肺癌、消化道肿瘤等，尤其是肺癌，吸烟者的发病率比不吸烟者会高出很多倍，这说明了吸烟与肺癌是相关的。另外，吸烟的时间越长，发病率越高，及时戒烟后可以使发病率迅速下降，通常情况下，戒烟两年后的发病率就与普通人一样了。有的人戒烟几年后肺部还是出现了问题，那是因为之前吸太多的烟早已导致了身体的损害，此时再戒烟就根本起不了太大的作用，因此最好是在还未发生疾病的情况下戒烟，这样才能对肺起到最大的保护作用。

悲伤肺

中医学认为，肺"主气"。这里的气有两个含义：一是肺主呼吸之气，即吸入大自然的空气，呼出人体内的废气；二是肺主全身之气，即肺将吸入的新鲜空气供应给全身各个脏腑器官，从而保持全身功能活动充沛有力。而当肺为悲伤的情绪所伤，就会出现呼吸之气与全身之气两个方面的变化。例如，当一个人因悲伤而哭泣不停，这个人的呼吸往往会加快。我们常说一个小孩子哭得"上气不接下气"，就是因为悲伤而伤肺，肺气损伤则需要更多空气的补充，故表现为呼吸加快，也就是摄气过程的加快。我们还常见到，有时一个人悲哭过度过久，全身软得像面条一般，旁边人拉都拉不起来，这就是全身之气都因为肺气损伤而发生虚损。从症状来看，悲伤肺的主要症状是气短，咳嗽、有痰或无痰，全身乏力、怕冷，容易感冒，中医称之为"肺气虚"。

过量运动

研究表明，过量运动不仅达不到减肥健身的目的，还会令呼吸系统受到损伤。若运动量加大，人体所需的氧气和营养物质及代谢产物也会相应增加，这就要靠心脏加强收缩力和收缩频率，增加心脏输出血量来运输。运动量过大时，心脏输出量不能满足机体对氧的需要，使机体处于缺氧的无氧代谢状态。无氧代谢运动不是动用脂肪作为主要能量释放，而主要靠分解人体内储存的糖原作为能量释放。在缺氧环境中，脂肪不仅不能被利用，而且还会产生一些不完全氧化的酸性物质，如酮体，降低人体的运动耐力。

血糖降低是引起饥饿的重要原因，短时间大强度的运动后，血糖水平降低，人们往往会食欲大增，这对减肥是不利的。

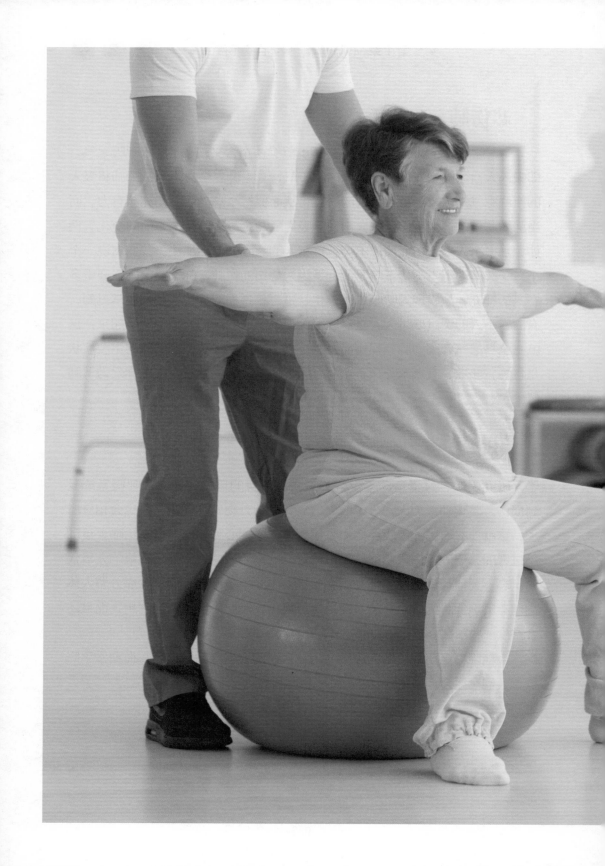

第 **2** 章
日常养心健肺，筑起免疫防线

日常生活中，通过合理膳食、有氧运动、控制体重等方式，能有效养心健肺，增强心肺功能。同时要注意，一些生活细节也能保养心肺，比如正确呼吸、芳香疗法、避免厨房油烟等。针对不同人群有不同的养心肺方式，通过这些方法，筑起牢固的免疫防线，有效抵抗疾病侵扰。

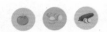

合理膳食，保护心和肺

养成科学的饮食习惯，合理膳食，有利于保护心和肺。

低热量、低脂肪、低胆固醇饮食养护心脏

在医学界，心脏病被看成是仅次于癌症的"都市杀手病"。中医认为，心脏病是由于饮食不节、七情内伤、肾气不足等原因造成的。其中，饮食不节是一项很重要的因素。因为不够均衡的饮食及不良生活方式造成了诸如高脂血症、高血压、糖尿病等一系列的问题，而这些问题会损害血管和心脏。所以，从心脏病的防治角度看，节制饮食十分重要，对心脏的保护在原则上应做到"三低"，即低热量、低脂肪、低胆固醇。

首先，要避免进食过多的动物性脂肪及含有大量胆固醇的食物。根据所含胆固醇的高低，可以将食物分为三类：一是可以经常食用的食物，如鸡肉、鲫鱼、瘦猪肉、牛奶、蛋白、大米等，这些食物含胆固醇较低；二是可以适量吃的食物，如虾、蟹、牛肉、猪腰等，这些食物含胆固醇较高；三是最好少吃或不吃的高胆固醇食物，如蛋黄、猪肝、牛油、猪脚、肥鸡肉等。其次，要限制热量的摄取，少吃垃圾食品。热量一天中的摄入总量不应超过补充身体消耗的需要量，否则会发胖，而肥胖会增加心肌对氧的消耗量，加重心脏负担，从而诱发心血管疾病。但是在强调限制热量的同时，还必须指

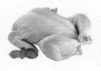

— 鸡肉 —

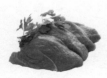

— 牛肉 —

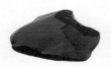

— 猪肝 —

出，合理营养并不等于不要营养。若过分节食，让身体长期处于饥饿状态，可引起营养不良，身体抵抗力下降，这样反而有害健康。

此外，要多吃新鲜蔬菜与水果，因为蔬果富含维生素C、钾、镁等营养元素，对心脏及血管有保护作用，同时蔬菜中的纤维素还有助于将血管内多余的胆固醇清除掉。

多吃苦味和红色食物养心

苦入心经。苦味食品可燥湿、清热解毒、泻火通便、利尿，还有抗癌作用。营养学家认为，苦味食品含有的某种氨基酸可促进胃酸分泌，增加食欲。此外，苦味食品中含有的茶碱和咖啡因，食用后能醒脑，消除大脑疲劳，恢复精力。苦味食品中所含生物碱还有消炎退热、促进血液循环等药理作用。苦味药材和食材有清热、泻火、除燥湿和利尿的作用，与心对应，可增强心的功能，多用于治疗热证、湿证等病症，但食用过量会导致消化不良。苦味药材和食材有绞股蓝、白芍、骨碎补、槐米、决明子、柴胡、苦瓜、茶叶、青果等。

红色食品是指外表呈红色的果蔬和红肉类。红色果蔬包括红辣椒、西红柿、红枣、山楂、草莓、苹果等，含有花青素和多种维生素，尤其富含维生素C。红肉指牛肉、猪肉、羊肉及其制品。现代医学发现，红色食物中富含番茄红素、胡萝卜素、氨基酸及铁、锌、钙等矿物质，能提高人体免疫力，有抗自由基、抑制癌细胞的作用。

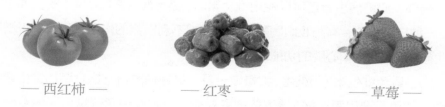

— 西红柿 —　　　　　— 红枣 —　　　　　— 草莓 —

按照中医五行学说，红色为火，为阳，故红色食物进入人体后可入心、入血，大多具有益气补血和促进血液、淋巴液生成的作用。研究表明，红色食物一般具有极强的抗氧化性，它们富含番茄红素、丹宁酸等，可以保护细

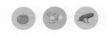

胞，具有抗炎作用。如辣椒等可促进血液循环，缓解疲劳，驱除寒意，给人以兴奋感；红色药材如枸杞对老年人头晕耳鸣、精神恍惚、心悸、健忘、失眠、视力减退、贫血、须发早白、消渴等多有裨益。此外，红色食物还能为人体提供丰富的优质蛋白质和许多无机盐、维生素以及微量元素，能大大增强人的心脏和气血功能。因此，经常食用一些红色果蔬，对增强心脑血管活力、提高淋巴系统免疫功能颇有益处。

维生素E助力心脏健康

维生素E可以改善心脏的整体健康。如果适量摄取维生素E，可以减少环绕心脏的动脉中的胆固醇斑块的形成，从而疏通血管，可预防心脏病或其他严重的心脏问题。在过去有研究表明，维生素E可以帮助那些曾经有过心脏病发作史的患者疏通动脉、消除堵塞，从而预防心

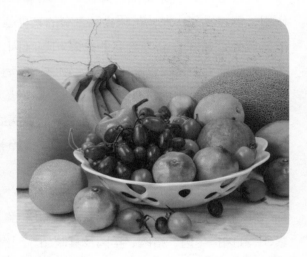

脏病发作。为了保持心脏健康，大多数医生会建议我们适量服用维生素E或多吃富含维生素E的食物，如坚果中的核桃、杏仁等。

另外，心脏病患者还可以使用维生素C以提高维生素E的吸收率。维生素C是一种抗氧化剂，有防止胆固醇对身体造成不利影响的作用，也有利于增强维生素E保护动脉和心脏的功能。

为了避免维生素E和维生素C摄取过量，最好通过日常饮食增加维生素的摄取。如果是选用服用维生素E药剂来补充，一定要注意剂量，医学专家认为，维生素E常用口服量应为每次10~100毫克，每日1~3次。因为维生素E和其他脂溶性维生素不一样，在人体内贮存的时间比较短，这和B族维生素、维生素C一样，因此应保持每天正常的摄取量。

多吃辛味和白色食物养肺气

《黄帝内经》中说"辛入肺"。肺属金，味主辛，中医五行学说认为，火克金，火旺容易刑金，导致肺虚，应该多吃辛辣味养护肺气。辛味食物如生姜、大蒜等都具有增进食欲、祛风散寒、解毒杀菌的功效。

由于辛味是入肺和大肠的，能宣发肺气。气行则血行，气血瘀滞的人就要用辛味让气血流动起来，把一潭死水变成活水，才能有生机。肺系统的病，最常见的就是感冒，而感冒是必用辛味来治疗的。风寒感冒需要辛温的药物来发汗，风热感冒需要辛凉的药物来解表。

俗话说，"冬吃萝卜夏吃姜"。最适合食用辛味食物补养肺脏的季节是夏季，夏天虽热，但阳气在表，阴气在里，内脏反而是冷的，容易腹泻，所以要吃有暖胃作用的辛味食物；而冬天阳气内收，内脏是燥热的，则要吃萝卜清胃火。

而一天之内，应该早吃姜、晚吃萝卜，即"上床萝卜下床姜"。清晨之时，人的胃气有待升发，吃点姜可以健脾温胃，鼓舞阳气升腾；到了夜间，人体阳气收敛、阴气外盛，吃点萝卜可以润喉消食，清肺虚燥之热，有利于休息。

《黄帝内经》又言："白色入肺。"养肺除了食用辛味食物外，一些白色食物也可以起到补肺作用，如莲藕、百合、梨、荸荠、萝卜、山药、莲子、薏米等。只要食用得当，均可以滋阴润肺、化痰止咳、清热平喘。如果加上补气的中药做成药膳，如人参莲肉汤、黄芪猴头汤、参芪焖鸭等，滋补效果更好。

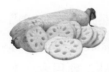
— 莲藕 —

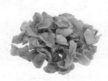
— 百合 —

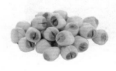
— 莲子 —

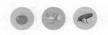

有氧运动增强心肺功能

有氧运动可以增强呼吸肌的肌肉强度和力度，改善肺的顺应性，增强肺功能及肺局部的抵抗力等。而对于心血管系统，患者通过运动可以使心脏跳动更加有力和规律，保证心脏的效率，从而增加心脏的功能，减少心血管疾病的发作。总之，有氧运动可以使心肺得到充分的锻炼，有利于提高心肺功能，从而使全身组织和器官维持最佳的功能状态，同时身体的抵抗力也能有所增强。有氧运动通常选择运动强度低、持续时间较长、富有节奏感的运动，如慢跑、游泳、骑自行车、健身操等。

游泳：减肥、提高心肺功能

游泳是一种全身性运动，不但可以减肥，还能提高心肺功能，锻炼到全身几乎所有的肌肉，尤其是坚持有规律的强化训练，几个月的工夫就能使你"脱胎换骨"。

游泳消耗的热量多

这是由于游泳时水的阻力远远大于陆上运动时空气的阻力，在水里走走都费力，再游游水，肯定会消耗更多的热量。同时，水的导热性比空气大24倍，水温一般低于气温，这也有利于散热和热量的消耗。因此，游泳时消耗的热量比跑步等陆上项目大许多，故减肥效果更为明显。

可避免下肢和腰部运动性损伤

在陆上进行减肥运动时，因肥胖者体重大，身体（特别是下肢和腰部）要承受很大的重力负荷，会使运动能力降低，易疲劳，使减肥运动的兴趣大打折扣，并可损伤下肢关节和骨骼。而游泳项目在水中进行，肥胖者的体重有相当一部分被水的浮力承受，下肢和腰部会因此轻松许多，关节和骨骼的损伤危险性大大降低。

可享受天然的按摩服务

游泳时，水的浮力、阻力和压力对人体是一种极佳的按摩，还有美肤的作用。

要想获得良好的锻炼效果，还需要有计划地进行锻炼：初练者可以先连续游3分钟，然后休息1～2分钟，再游2次，每次也是3分钟。如果不费很大力气便完成，就可以进入到第二阶段：不间断地匀速游10分钟，中间休

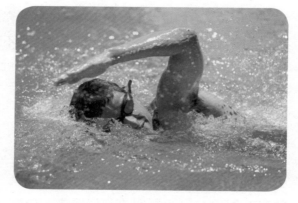

息3分钟，一共进行3组。如果仍然感到很轻松，就可以开始每次连续游20分钟。直到增加到每次游30分钟为止。如果你感觉强度增加的速度太快，也可以按照你能够接受的进度进行。另外，游泳消耗的体力比较大，最好隔一天一次，给身体一个恢复的时间。

游泳时人的新陈代谢速度很快，30分钟就可以消耗260千卡（1千卡≈4.19千焦）的热量，而且这样的代谢速度在你离开水以后还能保持一段时间，所以游泳是非常理想的减肥方法。而对于瘦弱者来说，游泳反而能够让体重增加，这是由于游泳对于肌肉的锻炼可使肌肉的体积和重量增加。可以说，游泳能把胖人游瘦了、把瘦人游胖了，可以让所有人都有一个流畅的线条。

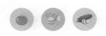

瑜伽：吐故纳新，强壮心肺

很多女性朋友都喜欢瑜伽，它能够通过体式、呼吸和冥想来达到身心合一。当然这是瑜伽的最高境界，大部分女孩子想要练瑜伽都是为了美。瑜伽如今已经成为一种十分流行的健身运动。女孩子练了瑜伽之后，除了能甩掉厚厚的脂肪、身体变轻之外，还会发现皮肤和气质也慢慢变好了。这都要归功于瑜伽运动对肺脏的养护和对内分泌的调节功能。

一到秋季，气温变化就特别大，我们的肺也承受着巨大的压力，那些干冷的空气时刻考验着我们的呼吸系统。如果肺脏功能这个时候掉链子了，我们的身体也会跟着发生一些明显的不适症状，如上火、咳嗽、支气管炎发作等等。

而对女性朋友来说，最大的敌人就是皮肤干燥，所以说女性的美丽与肺息息相关。瑜伽运动能够通过体式的练习充分打开身体，尤其是胸腔和肺脉，再配合上有节奏的深呼吸运动，那么就不断会有新鲜的空气进入肺中，血液中氧气充足了，肺脏也可以更好地驱除浊气，这样肺部也就更加滋润了。

● 学会胸式呼吸养肺

想要通过瑜伽运动养肺，首先要学会胸式呼吸。取我们最舒服的坐姿，把双手重叠着放在胸骨上，让掌心贴着胸口。用鼻腔深吸气，这个时候我们的双手会明显感觉到胸腔在慢慢地向外扩张、向上提升，此时我们可以将下颌慢慢往上提，以将胸腔打开得更彻底。然后慢慢地呼气，你会感受到胸腔在缓缓收回，下颌收回。闭上眼睛，重复以上动作。

这套动作的目的就是让胸腔打开到足够大，增加胸腔的容积，使更多的新鲜空气可以进入肺部，促进肺部的血液循环，从而排出身体内的浊气。这个动作很简单，无论男女老少都可以经常练习。不过要注意的是一定得找个空气好的地方，不要吸了一堆雾霾等污染物到肺中，那就不是在养肺了。

● 练习手臂上举式养肺

瑜伽养肺的动作有一个通用的要领，那就是将胸腔打开到最大，尽量扩展我们的胸部。除了胸式呼吸之外，还可以尝试一下手臂上举式。同样取一个舒服的坐姿，然后双手在胸前合掌，调整好身体状态和呼吸。这个时候缓缓吸气，慢慢将双手举过头顶，双臂紧贴耳根，指尖朝向天空的方向使劲伸展，直到能明显感觉我们的腋下部位和胸部两侧被拉伸，就可以慢慢地呼气还原了。

● 练习背部伸展前屈式养肺

还有一种能够养肺的瑜伽体式，那就是背部伸展前屈式，这个动作有点像上学时在体育课上做的坐位体前屈。首先平坐在地面上，双腿向前伸直，脚跟和脚趾并拢坐稳。保持脊柱、头部、颈部直立，双手自然垂放在身体两侧。开始时两臂向前伸直，和两腿平行，身体保持笔直，吸气，同时上身向前倾，双手分别抓住两只脚的大脚趾。这个动作因人而异，如果你实在抓不到脚趾，也不要勉强，可以尝试弯一下腰，不过一定要保持腿的平直。头部慢慢低下，到两个肩膀之间，将气呼出。保持10秒左右。手回放到大腿上，吸气，手掌沿着腿部慢慢收回，回到预备姿势，呼气。休息5秒左右，再重复练习几次。

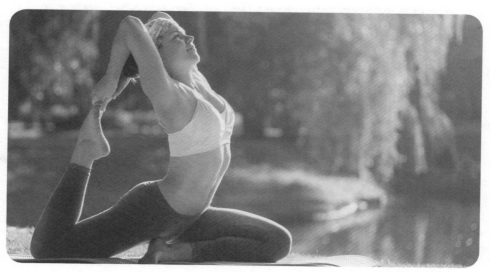

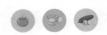

这个动作与之前两个动作相比有一定的难度，所以每天练习次数不宜过多。如果一开始不能顺利完成这套动作的话，也不要急于求成，得多练习才会受益。

瑜伽能够加速身体的新陈代谢，帮助脏腑排除毒素和废物，也能够从内到外调理容颜，让女性朋友们体态轻盈、气质优雅，还能够预防和治疗各种慢性呼吸系统疾病。不过瑜伽的影响也是由量变引起质变的，最忌讳的就是急于求成。

瑜伽是一种专业性很强的运动，如果练习不正确，很容易对身体造成一定的伤害，尤其对初学者来说，最好到专业机构找专业教练指导练习。练习瑜伽一定要遵循自己的身体状况循序渐进。很多人在刚接触瑜伽时，身体并不像其他人那样柔韧，却想要尝试高难度动作，最后往往会伤了自己。

健身操：心肺强健有活力

瑜伽和健身操一静一动，养肺又美体。爱美是女人的天性，很多都市女性都喜欢选择健身操来强身美体。健身操将体操和舞蹈动作结合在一起，再配上优雅明快的音乐，既能够增强体质，加强心肺功能，又能健美体形，增强身体的协调性和平衡性。

关于健身操的减肥作用，只要坚持，就或多或少会有一定的效果。而且健身操属于中等强度的有氧运动，一般运动时间都比较长，全身都能够得到很好的舒展，对锻炼者的心肺功能也有一定的好处。

不过有很多人练习健身操的时候很盲目，不仅无法对身体起到保健作用，反而会对身体造成伤害。练习健身操的时候应该注意以下几点：

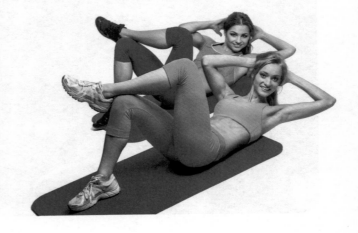

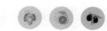

①	练习时一定要循序渐进。运动养生最忌讳的就是想一口吃成胖子。一开始最好不要练习太长时间，20 分钟左右就可以了。如果感觉身体倦累、呼吸不畅，最好慢慢停下来，或者做一下整理运动，调整好呼吸。多练习几次以后，如果身体能够耐受更大强度的训练了，就可以一点一点地增加运动量。
②	练习前要做好准备工作。在做健美操时，要先做好热身及适当的伸展运动，尤其是下肢的伸展运动。冬天天气比较冷，我们的身体很难调整到正常状态，所以热身运动时间也要稍微长一些。
③	运动后要及时更换衣服。一般来说，进行健身操这种中等强度的有氧运动都会大量出汗，这个时候及时更换被汗打湿的衣服很重要。特别是在空调房里运动后，不及时更换衣物是很容易着凉的。
④	跳健身操要选择适当的服装。做健身操的时候，选择合适的衣物很重要，一定要注意透气透汗。鞋子也要注意选择能够减少足部和地面撞击造成震荡的种类。

散步：一步一步提高心肺功能

"人活一口气"，一句俗话道出了呼吸系统健康的重要性。想要增强心肺功能，除了注意日常饮食之外，加强运动锻炼增强体质也很重要。散步就是最简单安全的运动。茶余饭后出去散散步，不仅能够强身健体，还有助于慢性疾病的防治。散步、走路看似简单，但随着社会节奏的加快，越来越多人或者是坐在电脑旁忙于工作，或者是下班后就直接窝在家里看电视、玩电脑，吃完饭也不会去散步。

看似随意的散步，其实是一种全身运动。散步最先锻炼的就是腰和腿，能够促进全身的协调和下肢的灵活，特别适合老年人。不仅如此，散步还能够促进我们的血液循环，我们的心脏强健了，全身的气血畅通了，身体就更棒了。散步是一种有氧运动，能够加大肺活量，对肺功能有增强作用。

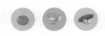

　　散步看似随意，其实其中的讲究也很多。首先就是要正确把握步速。年轻人比较适合快走，步速可以达到每小时5千米左右，而对老年人或者是身体虚弱的慢性病患者来说，步速最好控制在每小时2～3千米，尽量放慢步速。我们也可以快慢交替来运动，比如快走15分钟后再慢走半小时，具体情况要根据自己的身体状况来调节。若散步中出现了大汗淋漓或者上气不接下气的状况，就说明你的运动过量了，应该调整一下，这时可适当调慢步速，或者休息一段时间。

　　散步是一种放松的运动方式，可是放松不代表就可以不用力气，想要通过散步来养生保健，就要抬头挺胸，可以保持双肩放松，手臂自然摆动。散步的时候要选择一双软底的旅游鞋或运动鞋，上班的女性每天上下班都要踩着高跟鞋，脚已经很疲惫了，如果散步的时候还穿着高跟鞋，就不能给脚底的穴位以按摩，还容易造成运动伤害。而且脚的落地方式也是有讲究的，散步时应该脚跟先着地，再慢慢过渡到前脚掌。

　　除了散步，上下楼梯对肺功能也有益处。对居住在城市而又无活动场所的人来说，可通过上下楼梯进行锻炼。开始时可只上一层楼梯，然后根据体力和呼吸功能的情况逐渐增加强度，间歇进行，每日1～3次。

　　散步养肺，应避免不良刺激，如烟草、空气污染、油烟、异味等。另外，在空气污浊的城市里待久了，去郊外散步，呼吸新鲜空气，也是一种养肺的办法。因为郊外的空气中可吸入颗粒少，负氧离子丰富，对肺的保健大有好处。不过，有过敏性鼻炎或哮喘的人在踏青时要格外注意规避过敏原，最为简单有效的办法就是戴口罩。

　　"饭后百步走，活到九十九"，散步绝对是一种既安全又易行的养心健肺的运动方式。不过散步也是因人而异的。选择适合自己的散步方式和散步强度，再配合适度的肺部呼吸，长期坚持，我们的心肺功能自然而然就会变得更加强大。

在散步的时候，可以两只手旋转按摩腹部，走一步就按摩一周，正反方向交替进行。也可以双手叉腰，倒退散步。这两种方式对胃肠功能紊乱的患者很有益处，同时也能够在一定程度上防治腰腿痛症状。

慢跑：让心肺常葆年轻

"一年之计在于春，一日之计在于晨"，对我们娇嫩的肺脏来说亦是如此。一天中养肺的最佳时间就是早上七点到九点这段时间，又被称为"早黄金"。在这段时间内，我们的肺脏功能最强，如果能在这个时候进行慢跑等有氧运动，那真是再好不过了。

早上七点到八点，太阳刚刚升起，绿植刚刚开始了光合作用，空气也是相对比较新鲜的。晨跑最好能做到每天半小时，但这对工作忙碌的上班族来说不太现实，想要达到养肺健身的效果，每周三次及以上的晨跑是必需的，每天20分钟到半小时就好。

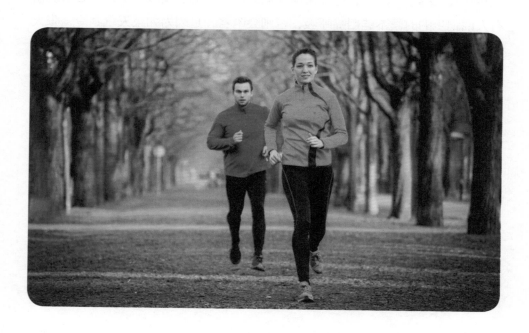

慢跑的速度自己掌握，强度以边跑边与人说话不觉难受、不喘粗气为宜，体质弱者可减量。慢跑最好选择在公园，公园中绿色植物较多，它们在光照条件下进行光合作用，吸收空气中的二氧化碳，释放出对人体非常有益的氧气。早上公园的空气非常新鲜，在这里慢跑对肺是非常有好处的。

慢跑贵在坚持，有利于保持良好的心肺功能，防止肺功能衰退。不过想要通过慢跑起到养肺功效，可不是简简单单跑两步就可以的，还要讲究一定的呼吸方法。

慢跑的时候一定要配合有节奏的深呼吸，一般三步一呼、三步一吸为宜。我们在跑步的时候，对氧的需求量会显著增加，如果没深呼吸的话，吸入的氧气就满足不了人体的需求，这个时候就会强迫我们身体的呼吸肌加强运动，加快呼吸频率来提高肺的通气量，我们自然就会产生气喘的现象，而且长期这样下去，我们的呼吸肌还会产生疲劳，也会影响氧气的吸入。

而且呼吸一定不能只用鼻子呼吸。用嘴巴呼气，可以将二氧化碳彻底排出，大大提高呼吸效率。所以，我们在跑步的时候除了要掌握一定的呼吸节奏、保持深呼吸外，还要用嘴呼气来配合鼻子呼吸。用嘴呼气除了能够帮助减轻呼吸肌的压力之外，还能帮助将运动中产生的热量散发出去。之所以会有人说跑步的时候不能用嘴呼吸，否则会呛着，是因为如果天气寒冷，张大嘴呼吸的话，会使大量的冷空气通过口腔进入呼吸道，对呼吸道和肺产生刺激，从而导致"呛着"的感觉。

慢跑能够增强呼吸功能，增加肺活量，口、鼻配合呼吸能增加人体的通气和换气量，我们的肺能够获得的氧气量是安静地坐在那儿的十几倍。一般认为，老年人的呼吸能力是有所下降的，而长期坚持慢跑能够有效增强他们的呼吸能力。

虽然我们鼓励大家最好每天都能慢跑半小时左右，但这是对经常锻炼、身体状况允许的人而言的。而那些不经常锻炼的人，或者有慢性呼吸系统疾病的人，要根据自身情况酌情减量，可以隔天跑一次，或者用散步和跑步间隔进行的方法来锻炼，每次锻炼十几分钟即可。

登山：给心肺来次舒服的 "SPA"

现在城市污染严重，单靠城市的那一点儿绿化草地所能净化的空气，养心健肺的功效很有限。而山中多是一些多年生长的绿树，而且数量较多，就像一个天然氧吧。

经常登山有利于改善我们的肺通气量，增加肺活量。肺活量和肺通气量改善了，我们的肺自然就能够获得更多的氧气，肺功能也会更加旺盛。登山能够增强我们的呼吸系统功能，还能促进心脏收缩，改善血液循环。

登山对那些整天在办公室里埋头工作的白领来说，除了是身体健康的保障，更是精神的一种放松。人们可以从空气中吸收更多的负氧离子，不仅对肺有很好的养护作用，对神经系统也有良好的调节安抚作用。人长时间蜗居在室内，大脑一直处在紧张状态，思路很容易被阻塞。到了户外，呼吸了新鲜空气，紧张的脑细胞得到放松，思路自然开阔。

不过要注意的是，登山也不是适合所有人的运动。尤其是对年老体弱的朋友来说，登山一定要适度，要量力而行。登山对我们的膝关节会有一定的冲击，所以如果是关节炎患者就不适合登山运动了。还有就是高血压和心脏病的患者，登山的时候一定要有人陪伴，以免发生意外。

在爬山的时候要注意保持匀速，不宜过快。上山的时候，上身可以稍微前倾，这样会比较省力，而且对身体也好；下山的时候，可以身体稍微向后倾斜，弯曲膝盖，这样会减少对关节的冲击。如果爬山的过程中出现气喘或者缺氧的症状，不要逞强，可以原地休息，做几个深呼吸来调整一下，再继续前行。上下山的过程中气温会有一定的变化，要注意适当增减衣物。

另外，爬山的时候最好带白开水，因为爬山过程中会大量出汗，适当补

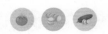

充水分是必须的。爬山过后，应该多吃一些苹果、梨、牛奶等食物，既能补充能量，又滋阴润燥。

骑车：环保塑形还养肺

无论是在喧嚣的城市还是在宁静的村庄，你都能在路上看到很多的骑手，越来越多的人选择骑车来愉悦身心、锻炼身体。骑车的确是一种强健体魄的好运动，能锻炼下肢肌力，增强全身耐力。人们通过骑自行车锻炼的是全身的关节和韧带，不仅能使下肢的髋部、膝盖和脚踝三处的肌肉受益，颈部、腰部、腹部、背部等部位的肌肉也会得到相应的锻炼。经常骑自行车对促进新陈代谢和血液循环有一定的益处，能够延缓机体衰老。

最重要的是，骑车还是一种能改善人们心肺功能的耐力性锻炼。其实这也很好理解，骑车是一种有氧的耐力性运动，经常骑车的朋友的心肺储备能力强，心肺的输氧量充足，所以养出强健的心肺一点儿都不难。不仅如此，骑自行车的时候，腿部不停地上下运动，肌肉收缩还会一定程度地压迫血管，促进血液的循环，对心肺组织也有一定的强化作用。

当然骑车运动也是有一定的注意事项的，如果不注意，不仅不能起到养肺的作用，还会对身体造成损伤，有很多被称作"自行车病"的病症就是由于没有正确的骑车习惯造成的。

首先，选择出行的天气很重要。当下环境污染非常严重，而骑车运动又是一种增大呼吸强度的运动，所以如果选择在雾霾天骑车，无疑是加大了雾霾的吸入量，给我们的呼吸道埋下安全隐患。

其次，运动虽好，也要适度。在选择骑车运动时，一定要量力而行，不要妄想一口吃成胖子，可能这一口下去你只会噎着。要制定一个合理的骑车计划，不一定非要达到自己的最大负荷，让自己精疲力竭，只要适度就可以了，负荷强度可以慢慢增加。

刚开始骑车时，要注意不能保持一个姿势太久，医学上有一种病症叫"腕尺管综合征"，通常就表现为两手麻木无力，而这个症状在长时间骑车的人群中比较常见。所以如果需要长时间骑车，就要每隔一小时停下来活动一下全身，不要保持一个姿势不动。

最后，要及时补充水分。如果各位朋友选择在炎炎夏日去骑车，要注意水分的补充，如果感觉身体不适，要及时到阴凉处休息。

对身体健康的年轻人来说，经常去户外骑车，不仅能够强身健体，还能够放松身心、舒缓压力。但是对中老年人来说，想要进行骑车运动大可不必非要出门，也可采用一些骑车的健身器材。因为对他们来说，身体协调能力有所下降，出门骑车很容易发生危险。而在健身房或者康复中心进行踩单车训练，同样可达到锻炼心肺功能的目的。

踮脚：随时随地让心肺变好

为了强身健体，很多朋友都会尝试很多保健身体的方法，其实养生不一定非要大费周章，一些简单的动作就能起到很好的养生效果，而踮脚就是其中之一。

踮脚运动看似简单，其实也有一定的技巧和动作要领。首先将双脚并拢，用力抬起脚后跟，然后放松，再用力抬起脚后跟、放松，如此重复30次左右。踮脚运动要想起到强肺的功效，最好配合上呼吸运动，如腹式呼吸，更能够促进血液的流动，增加人体的基础代谢，进而提高心肺功能。而且深呼吸可以增加血液的溶氧量，能够为肺脏提供所需要的氧气。

这个踮脚的保健方法，只要持之以恒，就会看到保健强身的效果。因为在踮起脚尖的时候，两侧小腿后面的肌肉每次收缩挤压出的血液量，大致相当于我们自身脉搏的排血量。现在的都市人，尤其是白领上班族，在电脑前久坐的现象比比皆是，所以这类人群最好每隔一小时就起身运动一下，在原地踮脚尖走几分钟，以迅速让下肢血液回流顺畅。这个踮脚养生法还可以让四肢与头脑变得更加灵活，消除因为用脑过度或者突然起身而眼前发黑、眩晕等现象。

下面介绍一套踮脚配合腹式呼吸的动作。首先身体放松地坐在椅子上，然后用力将双脚踮起。同时深吸气，微微抬起头部，这时你会感觉到腹部有胀起的感觉，这样就可以让腹部充满空气。然后呼气，同时慢慢低下头，把

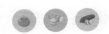

腹部的空气全都呼出，这时你会感觉到腹部在
向内收缩。将这组动作重复20次左右。
每天练习6～10次，坚持3个月，就会
明显感到身体更加轻快了，呼吸也
没有那么重了。

　　对爱美的女性朋友来说，踮脚
运动还会有意想不到的瘦腿效果，
特别适合不喜欢运动、不喜欢流
汗，又想瘦腿的女性朋友。

　　应该注意的是，如果是站立的踮
脚运动，落地时都会轻微地震荡一下下肢
和脊柱，这样有利于全身肌肉的放松，还能够促
进全身的气血运行。当我们踮脚走路的时候，我们的前脚掌内侧和大脚趾会
起到支撑作用，此时就可以按摩足底，又能增强我们的心肺功能，改善人体
的血液循环。

　　踮脚走路对老年人朋友来说也是一种非常好的锻炼方法。经常踮脚走
路对老年人心肺功能的增强很有益处，能够有效减缓身体脏器的衰老。不过
对部分老年人来说，踮脚走路运动也不能强度太大。每天清晨散步的时候可
以选择踮脚走路，一次走十几分钟，中间可以走走停停，只要累了就休息一
下。毕竟，强身健体不能太过急躁，循序渐进的效果才最好。

　　踮脚走路时要保持背部挺直、前胸展开，将脚后跟先离地，注意保持身
体的整个重心在脚底的外侧，然后慢慢地将重心转移到前脚掌接近脚趾根部
的地方。要注意身体保持放松，呼吸要有节奏，切不可过量，尤其是有关节
炎症者进行踮脚走路一定要适量。如果是重度骨质疏松患者，就不要踮脚走
路了。

　　踮脚走路时要注意选择在平地上进行，要穿着舒适的软底运动鞋，注意
防滑，一定不能在湿滑的地面上运动。

太极：调一身之气，呼吸好顺畅

　　太极拳是一项非常好的有氧养生运动。在我国，太极拳可谓历史悠久，结合了传统导引（导即导气令和，引即引体令柔）和吐纳的方法，讲究"练气、练身、练意"，能够"调心、调气、调身"。在练习太极拳时，我们心神安静，内外放松，以心行气，以气运身，神形合一，意气相依。在练习太极拳的过程中，我们的身体通过呼吸和动作之间的相互配合，对内脏起到按摩锻炼的作用，可以增强抵抗力，尤其对老年人的身体健康是非常有益的。

　　练习太极拳讲究的是内外兼修。以心行气、以气运身，也就是说太极拳讲究练气，一身之气协调，则百病不得上身。而肺主一身之气，练习太极拳可以提高心肺功能。在练习太极拳的时候要求保持呼吸自然沉实，通过深、细、长、缓、匀的腹式呼吸法，来增加胸腔的容气量以及呼吸的效率，从而确保气体能够充分交换，保证心肺的需氧量。

　　有研究发现，进行太极拳练习的病患，他们的心肺功能可以得到明显改善。要知道，太极拳能够明显改善患者说话和运动时呼吸困难的症状，而且

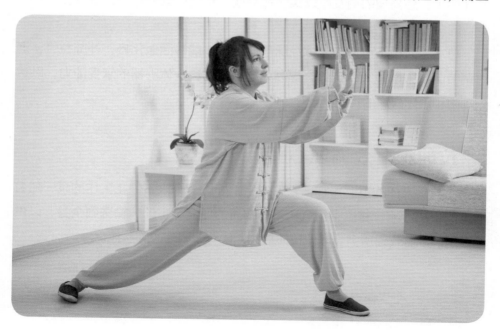

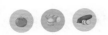

还能够增加运动耐力，降低患者的负面情绪。更加值得注意的是，休息状态和打太极拳时人们的肺功能和运动耐受力差异并不是很大，也就是说，太极拳练习是一种舒缓运动。

众所周知，我们的肺是气体交换的场所。长期的太极拳练习能够明显增加肺活量，提高肺泡与毛细血管的工作效率，对呼吸有很好的作用。经过长期锻炼，可使呼吸频率降低，有效地缓解气喘的症状。

通过细心观察你就会发现，即使是老年人经过一小时的太极拳练习，也只是会汗流浃背，绝对不会气促气喘。长期的太极拳练习对防治慢性肺气肿有一定的作用，对防治其他各种慢性肺部病变都有一定的益处。

一般来说，太极拳运动都是采用腹式呼吸的方法。而腹式呼吸能够加速血液循环，扩大氧气的供给，特别有益于心肺功能的改善。腹式呼吸最大的特点就是能够增加膈肌（位于胸腹腔之间的扁薄阔肌）的活动范围，这对肺功能的改善大有好处，是老年性肺气肿及其他肺通气障碍的重要康复手段。

具体的太极拳的打法，如招式、动作要领、呼吸技巧等，在这里就不过多介绍了，感兴趣的朋友可以买一些专业书籍或光盘来学习，或者参加一些专业的课程。

总之，太极拳可调节人体经脉气血运行，能够活血化瘀，补肺益气，通过调节阴阳来增强人体正气，提高人的抵抗力和身体脏器的承受能力，以达到预防和治疗疾病的目的。

拉伸：有效调理心肺病

心脏是人体的重要器官，它的作用就好比一个永不停止工作的泵，随着心脏的每次收缩，将携带氧气和营养物质的血流经主动脉输送到全身，以供给各组织细胞代谢所需。常做拉伸动作，能有效调理心肺病症。

① 预备时保持身体直立，两臂自然下垂，两脚分开与肩同宽。

② 两臂伸直，从体前缓缓上举至与肩平，掌心向下，同时吸气。接着恢复初始状态成预备式，同时呼气。重复做 8 次。

③ 两臂屈肘于体侧，掌心朝上，右手向前伸出，掌心转向下，再向外做平面画圈，同时右腿成弓步，接着掌心逐渐朝上回到预备式。如此左右交替进行 10 次。

④ 两臂由体侧举到头上，接着两手缓缓放于头顶百会穴，同时吸气，两手再由百会穴沿头经面部于身体前侧缓缓落下。反复进行 10 次，恢复初始状态成预备式。

⑤ 左腿前跨成弓步，右腿在后伸直，身体前倾，两臂向前伸直。接着身体向后倾，左腿伸直，右腿成后弓步，两臂向后拉，两肘屈曲，像摇橹一样。反复做 8 次。接着右腿前跨成弓步，左腿在后伸直，重复做同样的摇橹动作。反复 8 次，恢复初始状态成预备式。

⑥ 上身向左侧屈，右臂上提，同时吸气，恢复初始时的呼气状态。接着上身向右侧屈，左臂上提，同时吸气，并恢复到初始时的呼气状态。交替进行 8 次。

⑦ 两臂平举展开，左腿屈曲提起，接着两臂与左腿同时放松下落成预备式。再将两臂平举展开，右腿屈曲提起，接着同时落下。交替做 8 次，恢复初始状态成预备式。

⑧ 右足向前跨出一步，身体重心随其前移，左足尖踮起的同时两臂上举，掌心相对，展体吸气，接着恢复初始时的呼气状态。再将左足向前跨出一步，身体重心随之前移，右足尖踮起，同时两臂上举，掌心相对，展体吸气，恢复到初始时的呼气状态。交替进行 8 次，恢复成预备式。

⑨ 左右腿交替屈曲上抬，做原地高抬腿踏步。重复做 2 分钟后停止。

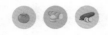

捶背摩鼻搓喉咙，预防呼吸道疾病

研究发现，经常按摩可以促进体内血液循环，提高免疫力，防止环境污染而产生的肺部病变。而按摩与肺相关联的身体部位，不仅能预防各种呼吸道疾病，还能养肺护肺、提高肺动力，能够很好地呵护我们的肺部。除了经常按摩穴道来保养身体之外，我们还可以每天抽出一点时间，让身体做一次保健操，从头到脚，呵护身体健康。

按摩喉咙

喉咙的下面连接着气管，是气息的进出通道。很多人到了中老年后，肺脏器官渐渐变得衰弱，肺气不足，很容易喉咙痛。这时可以将手心摩擦至温热，涂上适量风油精，沿顺时针方向轻轻按摩喉咙，坚持一段时间，可以明显缓解症状。我们在日常生活中也可以通过按摩喉咙来保健。

- 正坐，仰头，将颈部伸直。
- 拇指与其他四指张开，虎口对准咽喉，沿着咽喉处，轻轻向下按摩，直至胸部。双手交替按摩50次，每天2组。

按摩鼻子

鼻子相当于身体中的一个门，控制着气体的进出。我们的肺部与胸腔内有没有足够新鲜健康的空气，大多数取决于鼻子是否通畅。很多人感冒时容易鼻塞，这时如果按摩一下鼻翼，就会感觉舒服很多。经常按摩鼻子，能够促进鼻腔血液循环，增强抗病能力，防止外邪入侵五脏。

- 将两手拇指外侧相互摩擦，直至感觉微热为止。
- 用两手拇指沿鼻梁、鼻翼两侧，上下按摩30 次，然后按摩鼻翼外缘的中点迎香穴20 次，一定要注意用力均匀。

这个方法对肺气较弱、容易感冒或鼻塞的人很有帮助，如果能经常这样按摩鼻子，不仅可以缓解鼻塞、流涕的症状，还能减少呼吸系统的发病率。

捶背

人体背部有人体全部的背腧穴，还有各个脏腑的反射区，是内外环境的通道，也是最易受到外邪侵袭的部位。捶背可以刺激背部组织与穴位，再通过神经系统和经络传导，促进气血运行和血脉流畅，滋养肺脏，从而达到强身健体的目的。捶背可自己捶打或请旁人帮忙。

- 自己捶打时：双手握拳到背后，身体微前倾，从上到下沿着脊背轻轻捶打。
- 请别人帮助捶打时：捶者手呈半握拳状，用掌根、掌侧拍打或叩击背部，动作要协调，力量要均匀、缓和，以能耐受并感到舒适为度。
- 捶背的速度以每分钟60~100 次为宜，每次10~15 分钟，每日1~2 次。

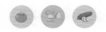

正确呼吸提升心肺能量

　　肺活量是指在不限时间的情况下，一次最大吸气后再尽最大能力所呼出的气体量，这代表肺一次最大的机能活动量。下面几种有利于健康的呼吸方法，经常练习可使肺部得到锻炼，有助于保持呼吸道通畅，提升肺活量，从而向血液提供更多的氧气，使精力更加充沛。

腹式呼吸法

　　放松身体，两鼻孔慢慢吸气，横膈下降，将空气吸入腹部，手能感觉到腹部越抬越高，将空气压入肺部底层。吐气时，慢慢收缩腹部肌肉，横膈上升，将空气排出肺部。吐气的时间是吸气的1倍。这种呼吸方式的目的是增加肺容量，尤其有利于慢阻肺和肺气肿病人病情的恢复。

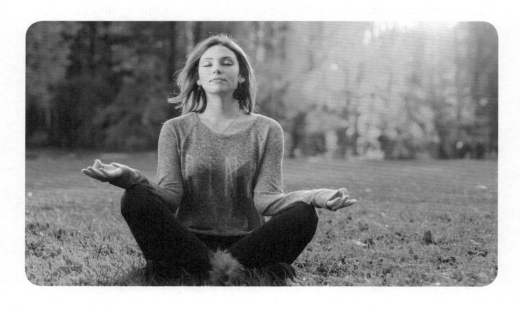

蒲公英呼吸法

快速吸满一口气，呼气时像吹口哨一样慢慢"吹"出，目的是让空气在肺里停留的时间长一些，让肺部气体交换更充分，支气管炎病人可常做。用鼻子深吸一口气，嘴唇缩拢，轻轻地吹气，就好像在吹蒲公英，不停地通过嘴短促呼气，直到空气全部被呼出。重复练习8～12次，然后正常呼吸。这是一个柔和的呼吸练习，有助于加强个人对呼吸的控制，可有效镇静安神。

经络呼吸法

坐姿，将右手食指和中指按在眉心上，大拇指按紧右鼻孔，只用左鼻孔深长、缓慢地进行5次完全呼吸，仔细体会气体在身体里的运行。右手大拇指松开，以无名指按紧左鼻孔，用右鼻孔深长、缓慢地进行5次完全呼吸。这是一个回合，重复练习3～5个回合。练习时不能屏息，初期练习时自然呼吸，不要刻意延长呼吸时间，保持吸气与呼气时间1：1的比例。坚持练习3个月以上，呼吸技巧较为熟练后，可将呼吸比例调整为1：2，并保持这个比例不变。但儿童与老年人只宜保持呼吸练习1：1的比例。

运动呼吸法

在行走或是慢跑中主动加大呼吸量，慢吸快呼，慢吸时随着吸气将胸廓慢慢拉大，呼出要快。每次锻炼不要少于20次，每天可若干次。

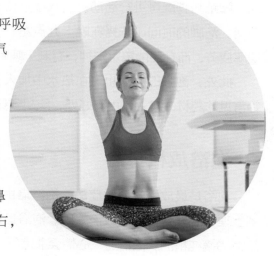

另外，也可直接用吸入水蒸气的办法使肺脏得到滋润。方法很简单：将热水倒入茶杯中，用鼻子对准茶杯吸入，每次10分钟左右，可早晚各一次。气管炎患者不宜。

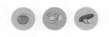

芳香疗法舒压养心

紧张工作了一天，如何能使我们的"心"彻底放松一下呢？此时不妨试一试用柏树精油和杜松精油泡脚或泡澡，给心脏一个舒展轻松的空间。

精油泡脚维护心脏功能

泡脚可以驱寒保暖，促进血液循环，还能安神利眠，是很多人喜欢的一种解乏方式。

一般在泡脚的时候最好选择一个深一点的盆，有泡脚的木桶更好，然后在里面倒入足量的热水，滴入5~6滴纯精油。水起码要没过脚踝处，如果用木桶，可泡到接近小腿肚位置。水温一定要控制好，不可过热，不然可能会损伤肌肤。泡脚的时间也要掌控好，不同体质的人泡脚的时间也不同，一般20~30分钟即可，不可浸泡时间过长。在泡脚的过程中，双脚可以互相搓动，脚趾与脚踝可进行活动。当水温过低时，可再加入热水，以保证泡脚的时间。泡脚的时间可选择在晚上九点左右，这时人体即将休息，泡脚不仅能缓解疲劳，而且还能镇定安神，有利于睡眠。

此外，泡脚的时候也可在热水中加入一些中药，如艾草、生姜、藏红花等常见的药材，对人体更有好处，能起到保养心脏的功效。

泡浴放松身心

泡浴是最放松的芳香疗法。泡浴借由蒸汽的挥发和水的媒介，可同时达到生理与心理两方面的放松效果。泡浴最好选用温水浴，水温在32～40℃，滴8～9滴纯精油。泡浴时，心情会非常舒缓、愉悦。

养心宜先养神

心主神明，所以养心首先要养神。《黄帝内经》曰："得神者昌，失神者亡。"情绪稳定则畅，反之则滞。因此，从养生的角度看，"神补"尤显重要。神补应以不伤精神、调摄好七情为要，通过愉悦精神，使大脑皮质血管舒张，皮质下中枢及自主神经系统功能协调，内分泌正常，从而促进身体健康。养神也应因人制宜，各取所需。选择自己喜欢的形式，无论做什么，只要心情舒畅，就有利身心健康。

中午小睡可养心

午时是指中午11点到下午1点这两小时的时间。这时人的阳气达到最盛，气血运行到心，心经当令，是一天当中最有助于保养心脏的时间段。以人体内阳气和阴气的变化来说，阳气是从半夜12点时开始萌生，到午时达到顶峰，最为旺盛；午时过后则阴气渐盛，子时阴气最为旺盛，所以子、午两个时辰也是人体阴阳交替、气血交换的时候。

按照中医学的传统观点，午时为"合阳"，此时应"少息所以养阳"。此外，"心主血脉""心恶热"，而此时正是太阳高照、气温达到最高峰的

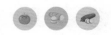

时候，心脏内的阳气也达到最高点。为了让心脏受到更好的照顾，此时宜小憩，这样有利于使心火下降，肾水也可运行到心火，形成"心肾相交"，所以午时一定要睡觉。

闻闻花香，赶走心烦

消除烦躁情绪有一个最简单的方法，就是闻一闻花香。清代医学家吴尚先在《理瀹骈文》里说："七情之病也，看花解闷。"而李时珍在《本草纲目》中也详细记载了各种香料在"芳香养生"方面的应用。可见，用花草的香气"解闷"确实是一种有道理可循且有效的办法。

花向来是美好的象征，人们爱花赞花也是对美的向往和追求。对现代人来说，在紧张的工作之余养些花草，不仅能够调节生活、放松心情，还有助于调节人体生理功能、稳定情绪，有益于身心健康。

不同种类的花香对人体有不同的影响，我们只有在了解了它们的功效之后才能正确利用，方可达到养生的目的。比如，茉莉花香对失眠、焦虑、烦躁等症状的缓解效果堪比镇静剂；桂花香味闻之使人疲劳感顿消，有助于治疗支气管炎；郁金香香味可辅助治疗焦虑症和抑郁症；牡丹花香味可使人产生愉悦感，还有镇静和催眠作用；天竺葵花香有镇定神经、消除疲劳、促进睡眠的作用；水仙和荷花的香味能使人感到宁静、温馨；薄荷香味使人思维清晰；紫罗兰的香味会让人感到温馨、舒畅，很适合女性。

当然，有些花并不适合养在室内，有些花香也不适合长期闻。如夜来香在晚上会散发出强烈刺激嗅觉的微粒，使高血压和心脏病患者感到头晕目眩、郁闷不适，甚至会使病情加重；百合花香使人兴奋，但如果闻的时间过长，会让人感到头晕；室内放一定数量盛开的丁香花，有预防传染病的作用，但也不可多闻，否则会感觉头晕；兰花香闻久了会令人过度兴奋而失眠；郁金香的花朵里含有一种毒碱，长时间与它接触，会加快毛发的脱落。

总的来说，只要利用合理，花香的养心养神功效还是不错的，忙碌的工作结束后，心情烦闷的时候，闻一闻清新的花香，既可以消除疲劳，又能够平和心境，而且轻松方便，何乐而不为呢？

避免超负荷工作

心气不足有两种情况；一种是由于身体虚弱、长期气血不足造成的心肌不够强劲所致的心脏病；另一种是由于高脂血症造成的血管内壁长期堆积杂质和饱和脂肪酸，导致心血管内径变窄造成的心脏供血不足。前一种多发生在女性和先天身体虚弱者身上，后一种很多人都会有，主要跟不良的生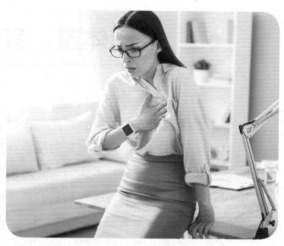活习惯及饮食习惯有关，其中最常见的就是超负荷工作，也就是我们所说的过度疲劳。

每个人都会有感觉疲劳的时候，这是身体的本能，轻度疲劳可通过充分休息得到改善，而过度疲劳则会对身心健康造成危害，甚至诱发疾病。那么，过度疲劳对人体的危害具体表现在哪些方面呢？

过度疲劳容易导致心气不足。超负荷工作使人的生理和心理一直处于疲劳的状态，从心理上来说，容易导致人的精神紧张，脑功能会轻度紊乱，从而引发神经衰弱，出现失眠、注意力涣散、记忆力减退、心悸、持续性头痛等症状。《灵枢·口问》中说："心者，五脏六腑之主也……故悲哀忧愁则心动，心动则五脏六腑皆摇。"各种情志活动的产生，都和心有着重要的关系。外界的刺激都是先作用于心，再通过心的活动带动情志上的变化。由此可见，如果一个人长期在情感问题、婚姻危机、职业压力、人际关系的处理上费神，就会劳累心神。心神需要静养，而不能过于劳累。

另外，长时间超负荷工作还会透支人的身体健康，使血流速度减慢，含氧量下降，无法正常排出代谢产生的废物，久而久之就会对心脏和脑细胞造成严重的损害，容易诱发心肌缺血、高脂血症、脑循环障碍等疾病。

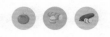

控制体重，有益身心

　　一个人的腰围和体重对身心健康实在是太重要了。世界心脏联盟支持的调查结果显示，尽管在中国存在对腹部肥胖和心脏病关联之间的认知，但有38%的医生和23%的患者并不认为对此应该采取措施，只有少部分患者认识到腰围尺寸的增加会使患心血管疾病的危险性增加。《中国居民营养与慢性病状况报告（2020年）》显示，城乡各年龄组居民超重肥胖率继续上升，有超过一半的成年居民超重或肥胖，6–17岁、6岁以下儿童青少年超重肥胖率分别达到19%和10.4%。高血压、糖尿病、高胆固醇血症、慢性阻塞性肺疾病患病率和癌症发病率与2015年相比有所上升。根据资料报道，30%～50%的肥胖患者会并发高血压，并且还容易患上冠心病、糖尿病、胆结石等症，所以人们常说"多去两斤肉，多长两年寿"。

肥胖警戒线：体重指数大于 30

　　肥胖是因为人体内堆积了过多脂肪。体重超过标准体重的20%，或体重指数$\{BMI=体重（千克）/[身高（米）]^2\}$大于30的，一般都划入肥胖之列。肥胖使人容易感到疲倦，记忆力退化；体重超标、身材肥胖的人，往往血脂也很高。而脂肪堆积的部位因人而异，分为"苹果"形和"梨"形身材。如果脂肪容易堆积在腰部（胃部），就是苹果形，而梨形容易在髋部和臀部堆积脂肪。因为苹果形身材的人沿身体的中部负载了过多的体重，即腹部、胸部和周围的内脏器官，如心脏，所以苹果形身材的人会有更高的患心脏病、脑卒中和糖尿病的危险。

腰围测量：最便捷的心脏风险自检

腰围被认为是最简单的心脏风险预测指标。一般来讲，国际上通行的标准认为体重指数超过30才算是肥胖，但如果从腰围来算，男性超过102厘米、女性超过88厘米，就算是肥胖。

中国因为人种的不同，一般而言，体重指数正常的应该在19.0～22.9之间。如果体重指数在23～25之间就算超重，25～30之间算轻度肥胖，30～35是中度肥胖，超过35是重度肥胖。而用腰围的算法，一般认为成年男性正常的腰腹围应该小于90厘米，女性小于85厘米。如果分别超过102厘米和88厘米，面临的危险就更大。

不要指望自己一下子会变成超级模特，要通过平衡饮食和锻炼逐渐达到减肥的目的。只要减肥3～5千克，心脏状况就会有改善。

预防心脏病的健康饮食标准

- 饮食有规律，不可过饥或过饱。

- 每日胆固醇的摄入量不超过300毫克。

- 脂肪的摄入不超过总热量的30%。

- 饮食要高钾低钠，每日盐的摄入量不超过6克。

- 少吃或不吃蔗糖、葡萄糖等精糖类食品。

- 多吃富含维生素C的食物，如水果、新鲜蔬菜。

- 少吃含饱和脂肪酸和胆固醇高的食物，如肥肉、蛋黄、动物油、动物内脏等。

- 鼓励适量食用豆制品，适当饮茶。

- 适当摄入纤维素食物（包括谷类、淀粉类），以保持大便通畅。

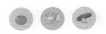
顺时养心健肺，事半功倍

心与夏季相应，夏季养生重在养心

人体五脏之中，心与夏季相应，也就是说夏季的气候特点有益于心的生理功能，并可保证其正常发挥。《素问·藏气法时论》指出："心主夏。"《素问·六节藏象论》里也讲："心者，生之本，神之变也；其华在面，其充在血脉，为阳中之太阳，通于下气。"正如诸多医家所指，"夏主火，内应于心"，既然心与夏季相应，那么夏季养生的关键自然就是养心了。

相信每个人都有这样的体会，只要一到夏天就会觉得心烦气躁。长辈会告诉你："心静自然凉。"但话虽简单，做起来可不容易，就算待在空调房里，还是会觉得心神不安。这是因为夏季属火，又因火气通于心，心性为阳，所以夏季的炎热最容易干扰心神，使心神烦乱，总觉得心里不得安宁，而心烦就会使心跳加快，心跳加快就会加重心脏的负担，诱发疾病，因此夏季是心脏病的多发季节。夏季养心先要做到心静，想要心静，首先应该懂得清心寡欲，因为心中少一分欲望，就会少一分烦恼，也就不会伤及心脏；其次，闭目养神也是养心的好办法，可以帮助人排除心烦杂乱。

夏天人们也容易心火过旺，吃些苦味的食物有助于消减心火。因为夏季气温较高，出汗较多，中医认为此时宜多食酸味以固表。《素问·藏气法时论》中说："心主夏，心苦缓，急食酸以收之；心欲软，急食咸以软之。"但是饮食又不可过寒，因为人体实际处于外热内寒的状态，所以冷食不宜多吃，多食则伤脾胃，会引起吐泻。此时应食西瓜、绿豆汤、乌梅等解渴消暑。食疗宜选荷叶、茯苓、凉拌莴笋等，有清热解暑、宁心安神、补虚损、益脾胃的功效。总体上说，夏季的饮食要以清淡为主，还要注意饮食卫生，不要吃变质的食物。

最后要注意的就是劳逸结合，因为夏季天气炎热，所以尽量避免在烈日下或持续高温下工作，注意午休，晚睡早起。睡觉时不要贪凉，最好不开电扇，不露天睡觉。夏季容易中暑，人们可以用多吃防暑食物、保证睡眠等方法来避暑。另外，运动要避开高温时间，清晨和黄昏是最好的锻炼时间。运动时间不宜过长，强度不宜过大，可以通过散步、打太极拳等轻缓的运动达到锻炼的目的。需要注意的是，在运动后，不要饮用大量的凉开水，也不要用冷水冲澡。

耐寒锻炼强健肺部

民间有"春捂秋冻"的说法，这是因为人体内有一套完善的体温调节系统，外界气温的变化能激发人体自身的体温调节系统，从而增强它的功能。气温稍有改变就被动地添减衣服来保暖消暑，会削弱人体体温调节系统的能力，反而不易适应气候的变化。正因如此，秋季正是进行耐寒锻炼的好时候。

耐寒锻炼的方法很多，最常用的如用冷水洗脸、浴鼻，或冷天穿单衣进行体育锻炼、少穿或穿短衣裤到户外进行冷空气浴等。身体健壮的人还可用冷水擦身、洗脚甚至淋浴。

以最为典型的耐寒锻炼冷水浴为例，秋天气温、水温对人体的刺激小，此时开始冬泳或冷水浴锻炼最为适宜。冷水浴即用5～20℃的冷水洗澡，可分为脸头浴、足浴、擦身、冲洗、浸浴和天然水浴等，应根据个人情况，可练单项，也可按以上顺序，分阶段逐渐由局部过渡到全身冷水锻炼。冷水浴水温由高渐低，洗浴时间由短渐长。浴后及时用毛巾擦干、擦热。体质差、平

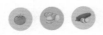

时锻炼少的人，可先洗温水澡，之后慢慢地降低水温。

除了冷水锻炼外，还可选择一些有助于提高抗寒能力的有氧运动项目，如登山、冷空气浴、秋冬泳等。

有研究表明，适当的耐寒锻炼对人体的心血管、呼吸、消化系统等都有帮助。专家发现，耐寒锻炼可使慢性伤风、

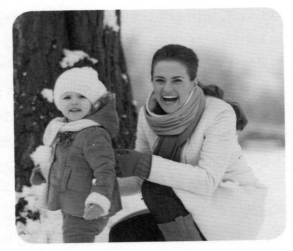

感冒、咳嗽、鼻炎、鼻窦炎、咽喉炎、牙周炎、慢性气管炎、支气管炎等呼吸道疾病的发病率明显下降。

需要注意的是，耐寒锻炼要因人而异，比如一些对肺功能损伤不大的呼吸道疾病如慢性支气管炎或急性支气管炎、感冒、慢性咽炎等患者，通过耐寒锻炼，可以提高人对疾病的抵抗力和免疫力，在秋冬季节减少这些疾病的发作程度和发作次数。但对慢性肺病患者来说，因为平时吸烟过多，肺部防御功能受损，怕的就是冷空气，因此秋冬季节需要保温或保暖，外出时戴上围巾、口罩，保护气管免受冷空气侵袭。即便要进行耐寒锻炼，也只能在疾病缓解期用冷水洗鼻。

此外，无论采用哪种耐寒锻炼方式，都要遵循循序渐进、持之以恒的科学原则，以让身体充分适应。

秋季适宜养肺

中医认为，秋令与肺气相应，秋天燥邪与寒邪最易伤肺。呼吸系统的慢性疾病也多在秋末天气较冷时复发，所以秋季保健要以养肺为主。秋季养肺，主要须做到以下几点：

固护肌表

《黄帝内经》认为，肺主一身肌表。而风寒之邪最易犯肺，可诱发或加重外感、咳嗽、哮喘等呼吸系统疾病，或成为其他系统疾病之祸根。故在秋季天气变化之时，应及时增减衣服，适当进补，增强机体抵抗力，预防风寒等外邪伤肺，避免感冒，是肺脏养生之首要。

滋阴润肺

秋天气候干燥，空气湿度小，尤其是中秋过后风大，人们常有皮肤干燥、口干鼻燥、咽痒咳嗽、大便秘结等症。因此，秋令养肺为先。肺喜润而恶燥，燥邪伤肺，中秋后气候转燥时，应注意室内保持一定湿度，避免剧烈运动使人大汗淋漓，耗津伤液。在饮食上，则应以"滋阴润肺""少辛增酸""防燥护阴"为原则，可适当多吃些梨、蜂蜜、核桃、牛奶、百合、银耳、萝卜、香蕉、藕等益肺食物，少吃辣椒、葱、姜、蒜等辛辣燥热与助火之物。

防忧伤肺

忧思惊恐等七情皆可影响气机而致病，其中以忧伤肺最甚。现代医学证实，常忧愁伤感之人易患外感等症。特别是到了深秋时节，面对草枯叶落花凋零的景象，在外游子与老人最易伤感，使抗病能力下降，致哮喘等宿疾复发或加重。因此，秋天应特别注意保持内心平静，以保养肺气。

补脾益肺

中医非常重视补脾胃以使肺气充沛。故平时虚衰之人，宜进食人参、黄芪、山药、大枣、莲子、百合、甘草等药食以补脾益肺，增强抗病能力，利于肺系疾病之防治。

宣通便

《黄帝内经》认为，肺与大肠相表里。若大肠传导功能正常，则肺气宣降；若大肠功能失常，大便秘结，则肺气壅闭，气逆不降，致咳嗽、气喘、胸中憋闷等症加重。故要防止便秘，保持肺气宣通十分重要。

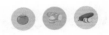

警惕厨房油烟伤肺

　　长期以来，人们对厨房的空气质量不是太关心，认为烟熏火燎是厨房的正常现象，殊不知正是这种认识埋下了隐患。研究表明，浓重的厨房油烟，再加上通风设施不佳，是中国妇女肺癌发生率高的主要原因。

　　在非吸烟女性肺癌危险因素中，超过60%的女性长期接触厨房油烟，做饭时烟雾刺激眼和咽喉；有32%的女性烧菜喜欢用高温油煎炸食物，厨房门窗关闭，厨房小环境的油烟污染严重。还有许多青年女性喜欢吃煎炸食物，这同样危险，路边的煎炸食物常常使用劣质油，而且反复高温加热，产生的高温油烟等有毒有害气体浓度特别大，会损伤呼吸系统细胞组织。

　　此外，研究人员发现，雌激素在促进肺癌肿瘤细胞生长方面扮演着重要角色，女性体内所具有的雌激素天生就比男性高，这种差异会使妇女增加对肺癌的易感性。需指出的是，现在的女性以瘦为美，盲目节食，这样会使具有防癌作用的维生素摄入量减少，例如维生素C、维生素E及胡萝卜素等。还有另外一部分的原因是女性性格相对男性较内向、快节奏的生活造成压力等。

　　对于广大女性朋友来说，要在生活细节处预防肺癌的发生，降低肺癌的发病率。如在炒菜时不要把油锅烧得太热，油温尽可能控制在180℃左右，同时保持良好的厨房通风条件；增加食物中蔬菜、水果的摄入量，多食富含胡萝卜素、维生素C、维生素E、叶酸、硒的食品；不可滥用雌激素及盲目节食；生活规律，心情愉快，劳逸结合，锻炼身体，增强防病抗病的能力。

　　因此，一定要做好厨房的通风换气，在烹饪过程中要始终打开抽油烟机。如果厨房内没有抽油烟机，就一定要开窗通风，使油烟尽快散尽。烹调结束后最少延长排气10分钟。

不同人群养心健肺方法有所不同

不同年龄、性别、体质的人的心脏所面临的问题各有不同，因此保养心肺的方式方法也要有所区别，不同人群最好采用适合自己的食谱和运动计划。

老人：轻运动，淡饮食

随着年龄增长，老年人的身体各项功能减弱，血液流动减慢，血管老化、弹性下降，血液变黏稠，很容易形成栓塞，引发各类心血管疾病。所以老年人一定要注意保养自己的心脏，只有拥有一个强壮的心脏，才能减少疾病的发生。老年人保养心脏要从平时做起，从运动和饮食两方面入手。

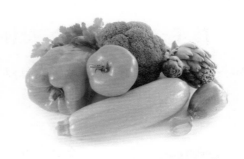

老年人更适合轻运动

首先要进行适量的运动，老年人心肺功能下降，所以一定要选择轻运动，绝不能进行过于剧烈的运动。例如慢跑、打太极、爬山等都可以；单双杠还是要因人而异，体质不好的老人最好不要选择。

老年人的肠胃功能大不如前，所以一定要选择易于消化的养心食物。水果中的香蕉、苹果等都可以；粮食中的土豆、红薯等也可选择；可以多食用些大白菜；干果类如杏仁、花生等均可，但要注意不可多食。此外，猪肝、海鱼等食物也可适量食用。

老年人吃哪些食物对心脏不好

老年人要拥有一个健康的心脏，一定不要吃过于油腻、辛辣、寒凉、不易消化的食物。油腻食物中的脂肪和胆固醇含量较高，会使血液更黏稠，对心脏不利，例如油炸食品、蛋糕等；辛辣食物对老年人的肠胃会产生强烈的刺激，容易使心脏跳动过快，加重心脏的负担，所以老年人要少食生蒜、辣椒、洋葱等；寒凉类食物容易引起胃部不适，影响胃部对营养的消化和吸收，像冷饮、冰激凌等应尽量不要食用；不易消化的食物会加重肠胃负担，引起消化不良，容易引发肠胃病，老年人食用时要适量。

孩子：补心越早，身体越好

小孩的心脏肯定不如成年人有力，但一些孩子的心脏功能比同龄人较弱，可以从以下两方面来判断。

运动时出汗量大、呼吸粗重

爱玩是孩子的天性，常常看到孩子满头大汗地在操场上奔跑，但有些孩子在运动时出汗量要比其他孩子多很多，而且在运动时呼吸粗重，运动过后久久不能平静。这些很有可能是孩子心脏较弱的表现，所以家长一定要注意，最好不要让孩子常进行剧烈运动。

面色苍白、容易感冒

有些小孩脸色看起来很苍白，给人一种虚弱无力的感觉，这可能是因为心脏功能较弱，血液循环不充分，导致面部供血不足，出现面色苍白的现象。此外，一些孩子很容易感冒，而且还不容易好，这也可能和心脏较弱有关。心脏较弱，血液中营养不充足，影响免疫器官的工作，所以易患病。

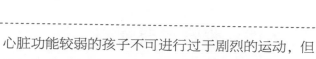

心脏功能较弱的孩子不可进行过于剧烈的运动，但可以进行慢跑、踢毽子、下棋、打乒乓球等轻运动，这些运动不会加重心脏的负担，很适合心脏功能较弱的孩子。另外运动后要及时补充水分，避免血液黏稠，让血液流动更顺畅。

在饮食方面，因为儿童每天活动频繁，心脏的工作量也较大，所以更需要"补心"。平时可以多食用一些新鲜的水果和蔬菜，例如菠菜、萝卜、苦瓜、木耳、苹果、香蕉、葡萄、桂圆、红枣等对心脏都很好；猪心、鸡肝等动物内脏也可适当食用；海带、海鱼、紫菜等海产品也有很强的补心作用；黑芝麻、燕麦、黑米、小米、薏米等都可多食用。

心脏功能较弱的孩子一般体质也较弱，而且消化和吸收功能可能比正常孩子要差，所以并不适合过多食用不易消化的食物，像木耳、西蓝花、糙米等食物的纤维素含量较多，在食用时要注意不能过量。另外油腻的食物也要少吃，例如炸鸡块、烤串等，减少对肠胃的刺激，也能减轻心脏的负担。

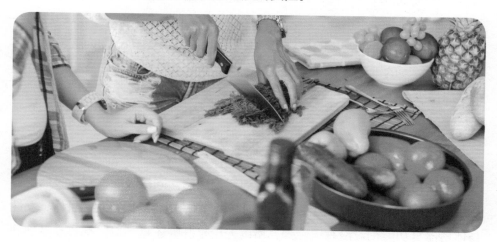

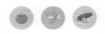

男性：强肾更要强心

研究发现，男性相对于女性更容易患心脏病，因为女性体内的雌激素可以改善血管弹性，降低胆固醇含量，从而对心脏有更好的保护作用。另外，男性更喜欢抽烟、饮酒，这些都导致男性的心脏更容易出问题；再加上男性社会压力较大，压力会使人体肾上腺素分泌增加，导致血压升高，长此以往容易诱发心脏病。

除此之外，男性和女性相比，保健意识更差。女性天生爱美，所以无论在饮食上还是运动上都比较注意，而男性相比较而言就不太注重饮食和运动，体重容易增长，出现肥胖，而肥胖也是引发心脏病的重要原因。

男性在食用补心食物时，可搭配一些补肾的食物，强肾也能强心。例如在炖鸡肉时加入桂圆、枸杞、当归、木耳、核桃等食材，既能使食物的味道更好，也能增加营养价值和药用价值。中年男性相比于老年人和儿童来说，对补心类食物的要求不高，因为其消化功能和吸收功能较好，所以一般的补心食物均可食用，如常见的核桃、木耳、南瓜子、苹果、动物内脏、海产品以及各种较硬的干果等。油腻、高热量、高盐的食物对人体会产生危害，所以要尽量少食。

女性：养心润肺就是养颜

女性与男性相比，免疫力较差，更容易患病。同是吸烟，女性吸烟更容易患心脏病，其概率约为男性的2倍。此外，酒精更容易损害女性身体，女性身体各器官功能相对没有男性强，所以无论是肝脏还是肠胃，都容易受到酒精的刺激，从而诱发多种疾病。酒精还会加速血液循环，增加心脏的负担，影响心脏的正常工作，容易诱发心脏病。

女性预防心脏病的关键之一就是控制体重，肥胖会导致人体各器官负担加重，而且肥胖时会消耗更多的热量来满足身体的需求，但此时的运动量和进食量往往不成正比，结果越来越胖，体内的器官就会受到严重影响，心脏也容易出现问题。所以女性一定要控制好自己的体重，太瘦或者太胖对身体都不利。

我们知道，如果人体血液循环顺畅，整个人的气色就好，如果血液循环不畅，那么容颜也会显得黯淡。所以说女人养颜需养心，要学会保护自己的心脏，多食用一些对心脏有好处的食物，心脏好，气血就顺畅，女性的容颜才会更美丽。适合女性补心养颜的食物有菠菜、核桃、桂圆、木耳、苹果、香蕉、鸡肝、海带、茄子、洋葱、鸭肉、海鱼等。

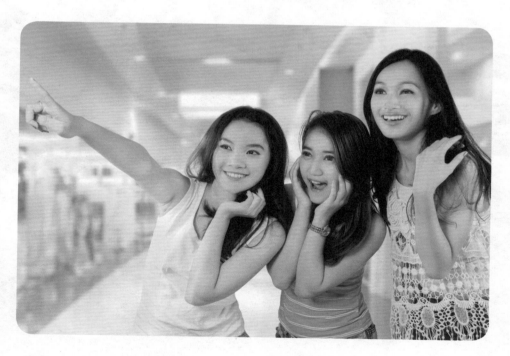

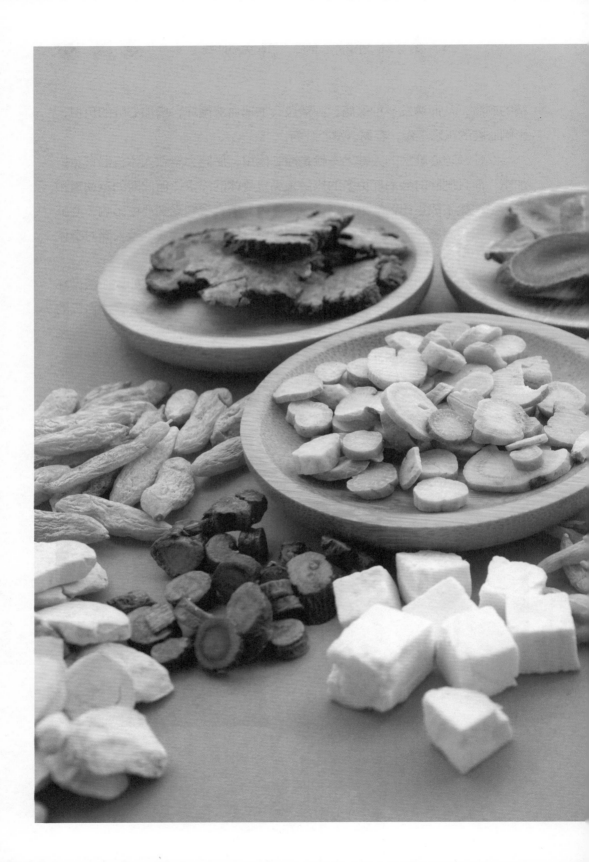

第3章
老祖宗养生智慧，本草药膳养心肺

在人体五脏之中，心起着主宰作用，肺起着保护和调节的作用，二者都很容易受到外来有害物质的侵害。要想改善、提高心肺的功能，最根本的就是全面增强体质，坚持锻炼身体以及摄入营养均衡的膳食。本草药膳对提高心肺功能有积极作用，吃对食物、选对药膳，有助于保养心肺，提高免疫力，缓解心肺疾病的病情。

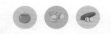

人参

——补气血，安神定志

— **性味归经**

性平，味甘、微苦。归脾、肺、心经。

— **适用量**

4~9克

— **功效主治**

人参含有人参皂苷、挥发性成分、葡萄糖等，适于体虚乏力者滋补之用，有大补元气、复脉固脱、补脾益肺、生津安神的功效。多用于治疗体虚欲脱、肢冷脉微、脾虚食少、肺虚喘咳、津伤口渴、内热消渴、久病虚羸、惊悸失眠、心力衰竭、心源性休克、阳痿、宫冷等症。服用人参的同时不宜食用胡萝卜、饮茶，以免影响疗效。

— **养生药膳**

鲜人参乳鸽汤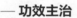

材料： 鲜人参15克，乳鸽1只，红枣15克，姜5克，盐3克，味精2克

做法：

①乳鸽处理干净，鲜人参洗净，红枣洗净、泡发去核，姜洗净去皮、切片。

②乳鸽入沸水中余去血水后捞出。

③将乳鸽、人参、红枣、姜片一起放入汤煲中，加水适量，以大火炖煮35分钟，加盐、味精调味即可。

功效： 补气养血

当归
——补血活血

— 性味归经

性温，味甘、辛。归肝、心、脾经。

— 适用量

煲汤6~12克

— 功效主治

当归具有补血和血、调经止痛、润燥滑肠的功效，为调经止痛的理血良药。多用于治疗月经不调、经闭腹痛、症瘕积聚、崩漏、血虚头痛、眩晕、痿痹、赤痢后重、痈疽疮疡、跌打损伤等症。

— 养生药膳

桂圆当归猪腰汤

材料： 猪腰150克，桂圆30克，红枣5克，姜片适量，盐1克

做法：

①猪腰洗净，切开，除去白色筋膜；红枣、桂圆肉洗净。

②锅中注水烧沸，入猪腰汆去血沫，捞出切块。

③将适量清水放入煲内，大火煮滚后加入所有食材，改用小火煲2小时，加盐调味即可。

功效： 养血安神、补血益气

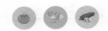

红枣

——补气养血

— **性味归经**

性温，味甘。归脾、胃经。

— **适用量**

10～30克

— **功效主治**

红枣具有补脾和胃、益气生津、调营卫、解药毒的功效。多用于胃虚食少、脾弱便溏、气血津液不足、营卫不和、心悸怔忡等症。

— **养生药膳**

红枣枸杞鸡汤

材料： 红枣30克，枸杞20克，党参3根，鸡300克，姜、葱、香油、盐、胡椒粉、料酒各适量

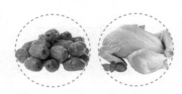

做法：

①鸡汆水，剁成块；红枣、枸杞、党参洗净；姜洗净切片；葱洗净切段。

②将剁好的鸡块及所有材料入水炖煮，加入姜、葱、料酒，煮约10分钟。

③转小火炖片刻，撒上盐、胡椒粉，淋上香油即可。

功效： 补血养颜、补虚和胃

桂圆肉

——药食两用的进补上品

— **性味归经**

性温，味甘。归心、脾经。

— **适用量**

常用量9~15克，大剂量可用到30~60克

— **功效主治**

桂圆肉具有补虚益智、补益心脾、养血安神的功效。多用于治疗气血不足、体虚乏力、营养不良、神经衰弱、健忘、记忆力衰退、头晕失眠、心悸等症状，有补血、复原体力等功效。

— **养生药膳**

花生桂圆汤

材料： 桂圆25克，生花生30克，冰糖适量

做法：

①将桂圆去壳，取肉备用。

②生花生洗净，再浸泡20分钟。

③锅中加水，放入桂圆肉和花生，一起煮30分钟后，加冰糖调味即可。

功效： 养血安神

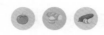

阿胶

——能治阴虚心烦的补血圣品

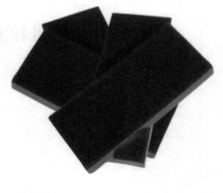

— 性味归经

性平，味甘。归肺、肝、肾经。

— 适用量

5～10克

— 功效主治

阿胶具有滋阴润肺、补血止血、定痛安胎的功效。可用于眩晕、心悸失眠、久咳、咯血、衄血、吐血、尿血、便血、崩漏、月经不调等症。阿胶可促进细胞再生，改善体内钙平衡，提高免疫功能。

— 养生药膳

甜酒煮阿胶

材料： 阿胶12克，甜酒500毫升，片糖适量

做法：

①阿胶洗净，泡发。

②将锅洗净，加入适量清水，倒入甜酒，加热至沸腾。

③放入泡好的阿胶后搅匀，将武火改为文火，待开，再加入片糖，继续加热，至阿胶、片糖完全溶化即可。

功效： 活血化瘀、养心安神

益智仁

——益气安神，利三焦

— 性味归经

性温，味辛。归脾、肾经。

— 适用量

3～9克

— 功效主治

益智仁具有温脾、暖肾、固气、涩精的功效。主治脾肾虚寒、腹痛腹泻，或肾气虚寒所致的小便频数、遗尿、遗精、白浊，或脾胃虚寒所致的慢性泄泻及口中唾液外流而不能控制者。益智仁含有挥发油、黄酮类、多糖等营养成分，有延缓衰老、健胃、减少唾液分泌的作用。

— 养生药膳

山药益智仁扁豆粥

材料： 山药30克，扁豆15克，大米100克，益智仁10克，冰糖10克

做法：

①大米、益智仁均泡发洗净；扁豆洗净，切段；山药去皮，洗净切块。

②锅置火上，注水后放入大米、山药、益智仁，大火煮至米粒开花。

③放入扁豆，改用小火煮至粥成，放入冰糖煮至溶化后即可食用。

功效： 补脾养胃、生津益肺

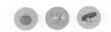

苦参
——清热，护心

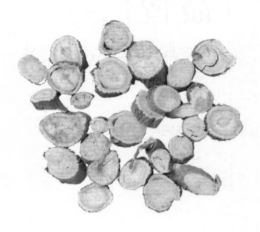

— 性味归经

性寒，味苦。归心、肝、胃、大肠、小肠、膀胱经。

— 适用量

3～10克

— 功效主治

苦参具有养心护心、清热燥湿的功效。主治热痢、便血、黄疸尿闭、赤白带下、阴肿阴痒、湿疹、湿疮、皮肤瘙痒、疥癣麻风，外治滴虫性阴道炎。苦参中含有的苦参碱对心脏疾病有一定的治疗作用，可治疗心律失常、心肌炎、心脏病等症状。

— 养生药膳

苦参茶

材料： 苦参、茶叶各10克

做法：

①将苦参、茶叶分别研成粗末，放热水瓶中，冲入半瓶沸水，旋紧瓶塞。

②静置10～20分钟后，打开瓶塞。

③用纱布隔住瓶口以再次过滤，将茶倒入杯中即可。

功效： 清热泻火、养心护心

生地黄

——清热凉血，养阴生津

— **性味归经**

性微寒，味甘、苦。归心、肝、肾经。

— **适用量**

10 ~ 15克

— **功效主治**

生地具有滋阴清凉、凉血补血的功效。可用于治疗阴虚发热、消渴、吐血、衄血、血崩、月经不调、胎动不安、阴伤便秘等症。

— **养生药膳**

生地黄乌鸡汤

材料： 生地黄10克，牡丹皮10克，红枣6个，乌鸡1只（约1500克），姜20克，盐5克，味精3克，料酒25毫升，骨头汤2500毫升

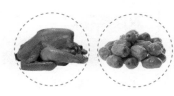

做法：

①将生地黄洗净浸泡5小时，取出切成薄片；姜切片。

②乌鸡除杂，氽烫，切块；红枣、牡丹皮洗净。

③将骨头汤倒入净锅中，放入乌鸡块、生地黄片、牡丹皮、红枣、姜片，烧开后加入盐、料酒、味精调味即可。

功效： 补虚损、凉血止血

黄连
——清热苦口

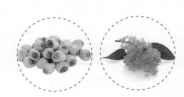

— 性味归经

性寒，味苦。归心、胃、肝、大肠经。

— 适用量

2~5克

— 功效主治

黄连具有泻火燥湿、解毒杀虫的功效。黄连含小檗碱7%～9%、黄连碱、甲基黄连碱、掌叶防己碱、非洲防己碱等生物碱，能抗心律失常，降血压，对抗细菌毒素，降低金黄色葡萄球菌凝固酶、溶血素效价，降低大肠杆菌的毒力。

— 养生药膳

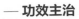

双连桂花饮

材料： 莲子100克，黄连10克，桂花25克，冰糖末适量

做法：

①黄连、桂花洗净，装入纱布袋，扎紧袋口；莲子洗净，去心，备用。

②锅中放入莲子、纱布袋，加入适量清水，以大火烧开，改用小火煎煮50分钟。

③加入冰糖末拌匀，关火，放冷后去渣取汁即可。

功效： 降火健脾、清心安神

莲子

——清心醒脾，养心安神

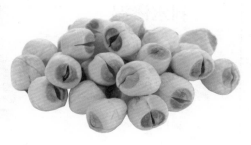

━ 性味归经

鲜者性平，味甘、涩；干者性温，
味甘、涩。归心、脾、肾经。

━ 适用量

10～20克

━ 功效主治

莲子具有清心醒脾、补脾止泻、补中养神、健脾补胃、益肾固精、涩精止
带、滋补元气的功效。主治心烦失眠、脾虚久泻、大便溏泄、久痢、腰疼、
男子遗精、妇人赤白带下等症，还可预防早产、流产、孕妇腰酸。

━ 养生药膳

莲子猪心汤

材料：莲子60克，枸杞15克，猪心1
个，蜜枣适量，盐少许

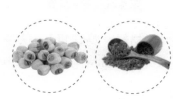

做法：

①将猪心洗净，入锅中加水煮熟捞出，用清水冲洗干净，切成片。

②将莲子、枸杞洗净，泡发备用。

③锅上火，加水适量，将莲子、蜜枣、枸杞、猪心片下入锅中，文
火煲2小时，加盐调味即可。

功效：补益心脾、养血安神

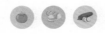

茯苓

——利水渗湿

— 性味归经

性平，味甘、淡。归心、肺、脾、肾经。

— 适用量

8～10克

— 功效主治

茯苓具有渗湿利水、益脾和胃、宁心安神的功效。主治小便不利、水肿胀满、痰饮咳逆、呕哕、泄泻、遗精、淋浊、惊悸、健忘等症。茯苓所含的茯苓酸具有增强免疫力、抗肿瘤以及镇静、降血糖等作用。

— 养生药膳

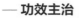

党参茯苓鸡汤

材料： 鸡腿1只，茯苓10克，党参15克，当归15克，红枣8枚，盐2克

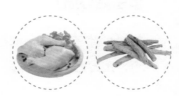

做法：

①鸡腿洗净剁块，放入沸水中汆烫，捞起冲净；党参、当归、红枣洗净。

②鸡腿、茯苓、党参、当归、红枣一起放入锅中，加7碗水以大火煮开，转小火续煮30分钟。

③起锅前加盐调味即可。

功效： 温中益气、养心安神

丹参

——祛瘀止痛，清心除烦

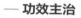

— 性味归经

性微寒，味苦。归心、肝、心包经。

— 适用量

9 ~ 15克

— 功效主治

丹参具有活血调经、祛瘀止痛、凉血消痈、清心除烦、养血安神的功效。丹参的煎剂具有镇静、安神的作用，且可改善微血管循环障碍。多用于治疗月经不调、经闭痛经、胸腹刺痛、热痹疼痛、创伤肿痛、肝脾肿大、心绞痛等病症。

— 养生药膳

丹参三七炖鸡

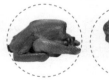

材料：乌鸡1只，丹参30克，三七10克，姜丝适量，盐5克

做法：

①乌鸡洗净切块；丹参、三七洗净。

②三七、丹参装入纱布袋中，扎紧袋口。

③纱布袋与乌鸡同放于砂锅内，加清水600毫升，烧开后加入姜丝，小火炖1小时，加盐调味即可。

功效：清心除烦、温中益气

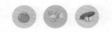

灵芝
——养心益智，抗老防衰

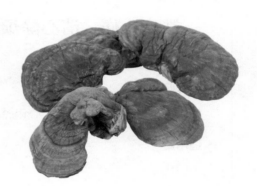

— 性味归经

性温，味淡、苦。归心、肝、脾、肺、肾经。

— 适用量

6～12克

— 功效主治

灵芝具有补气安神、止咳平喘的功效。主治虚劳短气、肺虚咳喘、失眠心悸、消化不良、不思饮食、心神不宁等病症。灵芝能扶正固本，提高身体免疫力，调节人体整体的机能平衡，调动身体内部活力，调节人体新陈代谢。

— 养生药膳

灵芝红枣兔肉汤

材料： 红枣10颗，灵芝6克，兔肉250克，盐适量

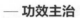

做法：

①将红枣浸软，去核，洗净；灵芝洗净，用清水浸泡2小时，取出切小块。

②将兔肉洗净，余水，切小块。

③将全部材料放入砂煲内，加适量清水，武火煮沸后，改文火煲2小时，加盐调味即可。

功效： 补肝益肾、养心安神

酸枣仁
——养心安神，防治失眠

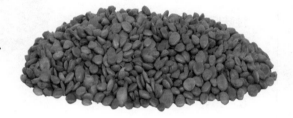

— 性味归经

性平，味甘。归心、脾、肝、
胆经。

— 适用量

6 ~ 15克

— 功效主治

酸枣仁具有宁心安神、养肝、敛汗的功效。可用于治疗虚烦不眠、惊悸怔
忡、烦渴、虚汗、健忘、神经衰弱等症。酸枣仁是安神敛汗、抗失眠的常
用药。

— 养生药膳

酸枣玉竹糯米粥

材料： 酸枣仁、玉竹各10克，芡实30
克，糯米100克，盐2克

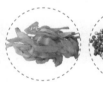

做法：

①糯米洗净，浸泡半小时后，捞出沥干水分备用；酸枣仁洗净；玉
竹、芡实均洗净。

②锅置火上，倒入清水，放入糯米、芡实，以大火煮开。

③加入酸枣仁、玉竹同煮片刻，再以小火煮至呈浓稠状，调入盐拌
匀即可。

功效： 敛汗固精、清心降火

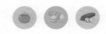

柏子仁
——养心安神

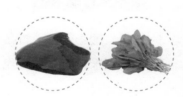

— **性味归经**

性平，味甘。归心、肾、大肠经。

— **适用量**

6～15克

— **功效主治**

柏子仁具有养心安神、润肠通便的功效。主治惊悸、失眠、遗精、盗汗、便秘等症。柏子仁含有大量脂肪油及少量挥发油，可减慢心率，并有镇静、增强记忆力的作用。柏子仁中的脂肪油有润肠通便作用，对阴虚精亏、老年便秘、劳损低热等虚损型疾病大有裨益。

— **养生药膳**

双仁菠菜猪肝汤

材料： 猪肝200克，菠菜2棵，酸枣仁10克，柏子仁10克，盐2小匙

做法：

①将酸枣仁、柏子仁装在棉布袋中，扎紧。

②猪肝洗净切片；菠菜去头，洗净切段；将棉布袋入锅加4碗水熬高汤，熬至约剩3碗水。

③猪肝汆烫后捞起，和菠菜一起加入高汤中，待水一滚沸即熄火，加盐调味即成。

功效： 补血滋阴

五味子

——五味俱全，调补五脏

— 性味归经

性温、味酸。归肺、心、肾经。

— 适用量

1.5 ~ 6.0克

— 功效主治

五味子具有收敛固涩、益气生津、补肾宁心的功效。主治久咳虚喘，梦遗滑精，遗尿尿频，久泻不止，自汗、盗汗，津伤口渴，内热消渴，心悸失眠等症。五味子还可降血糖、抗氧化、延缓衰老、加强睾丸功能，改善组织细胞代谢功能，促进生殖细胞的增生，促进卵巢排卵。

— 养生药膳

五味子炖肉

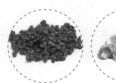

材料： 五味子50克，黄芩15克，猪瘦肉200克，白果30克，盐适量

做法：

①猪瘦肉洗净，切片，备用。

②五味子、白果、黄芩洗净，备用。

③将五味子、白果、黄芩与瘦肉一起放入炖锅，炖至肉熟，加入盐调味即可。

功效： 补肺益肾、止咳平喘。

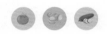

川贝母

——润肺止咳，清热化痰

— 性味归经

性凉，味苦、甘。归肺、心经。

— 适用量

5~10克

— 功效主治

川贝母具有清热化痰、润肺止咳、散结消肿的功效，尤其是清热润肺疗效显著。常用于肺热燥咳，干咳少痰，阴虚劳嗽、咳痰带血。除了止咳化痰功效，川贝母还能养肺阴、润肺而清肺热，是一味治疗久咳痰喘的良药。

— 养生药膳

天冬川贝猪肺汤

材料： 猪肺300克，白萝卜200克，姜片、南杏仁各20克，川贝15克，天冬10克，盐3克，鸡粉少许，料酒7毫升

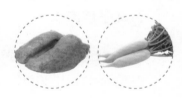

做法：

①将洗净去皮的白萝卜切成小丁块。

②锅中注水烧开，倒入猪肺，大火煮约半分钟，再用清水洗干净。

③砂锅中水烧热，倒入姜片、南杏仁、川贝、天门冬、猪肺，淋入料酒提味，盖上盖，烧开后用小火煲煮约60分钟，至食材熟软。

④盖好盖，用小火续煮约20分钟，加盐、鸡粉调味即可。

功效： 润肺散结、止咳化痰

百合

——止咳安神

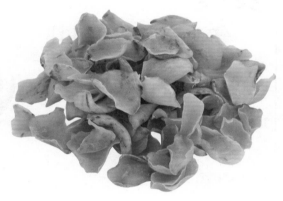

— 性味归经

性微寒，味甘。归肺、心经。

— 适用量

5~15克（干）

— 功效主治

百合具有养阴润肺、清心安神、补中益气、健脾和胃、清热解毒、利尿、凉血止血的功效。适用于燥热咳嗽、阴虚久咳、劳嗽痰血、虚烦惊悸、失眠多梦、精神恍惚、心痛、喉痹、胃阴不足之胃痛、二便不利、水肿、痈肿疮毒、脚气、产后出血、腹胀、身痛等症。

— 养生药膳

沙参百合甜枣汤

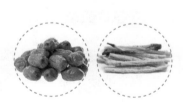

材料： 红枣5颗，沙参适量，新鲜百合30克，冰糖适量

做法：

①新鲜百合剥瓣，洗净；沙参、红枣分别洗净，红枣泡发1小时。

②沙参、红枣盛入煮锅，加3碗水，煮约20分钟，至汤汁变稠，加入剥瓣的百合续煮5分钟，汤味醇香时加冰糖，煮至溶化即可。

功效： 滋阴润肺、生津止渴

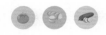
麦冬

——养阴润肺，养胃生津

— 性味归经

性微寒，味甘、微苦。归心、肺、胃经。

— 适用量

5~10克

— 功效主治

麦冬具有养阴生津、润肺清心的功效。常用于治疗肺燥干咳、虚劳咳嗽、津伤口渴、心烦失眠、内热消渴、肠燥便秘、白喉、吐血、咯血、肺痿、肺痈、热病津伤、咽干口燥等病症。麦冬具有抗心肌缺血、抗血栓形成的作用，能有效减少自由基，稳定细胞膜，显著降低血黏度，从而预防中风。

— 养生药膳

麦冬竹茹茶

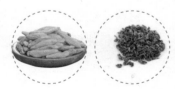

材料： 麦冬20克，竹茹10克，绿茶3克，冰糖10克

做法：

①麦冬、竹茹洗净备用。

②将麦冬、竹茹、绿茶放入砂锅中，加400毫升清水。

③煮至水剩约250毫升，去渣取汁，再加入冰糖煮至溶化，搅匀即可。

功效： 润肺散结、止咳化痰

沙参

——滋阴润肺

— 性味归经

性凉，味甘。归肺、胃经。

— 适用量

10~15克

— 功效主治

沙参能清热养阴、润肺止咳，有补阴、补肺气、益肺胃、生津等作用。常用于治疗肺结核、肺虚燥咳，因热病所引起的咽喉干燥、热病津伤、口渴等症。

— 养生药膳

沙参煲猪肺

材料： 猪肺300克，沙参片12克，桔梗10克，盐6克

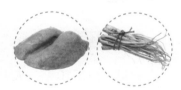

做法：

①将猪肺洗净，切块；锅置火上，注入适量清水，以大火烧沸，将猪肺放入沸水中汆烫一下。

②沙参片、桔梗分别用清水洗净，备用。

③净锅上火倒入水，调入盐，下入猪肺、沙参片、桔梗煲至熟即可。

功效： 滋阴润肺、益气补虚

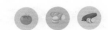

白果

——敛肺止咳

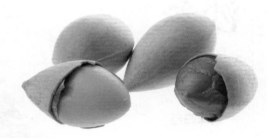

— 性味归经

性平，味甘、苦、涩。归肺、心、膀胱经。

— 适用量

5~8克

— 功效主治

白果具有敛肺气、定喘嗽、止带浊、缩小便的功效，中医将其归类于止咳平喘药。现代药理研究发现，白果对多种类型的葡萄球菌、链球菌、白喉杆菌、炭疽杆菌、大肠杆菌、伤寒杆菌等均有不用程度的抑制作用。主治哮喘、痰饮咳嗽、白带白浊、遗精、淋病、小便频数等症，生食还可解酒。可治疗呼吸道感染性疾病，具有敛肺气、定喘咳的功效。

— 养生药膳

白果菊花茶

材料： 白果10克，决明子10克，菊花5克，冰糖10克

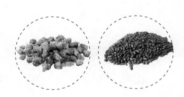

做法：

①白果去壳去皮，和决明子盛入锅中，加600毫升水以大火煮开，转小火续煮20分钟。

②加入菊花、冰糖，待水一滚即可熄火。

功效： 敛肺固表、清肝明目

罗汉果
——清肺润肠

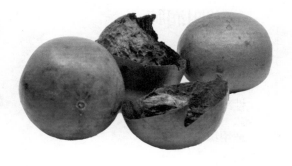

— **性味归经**

性凉，味甘。归肺、大肠经。

— **适用量**

9~15克

— **功效主治**

罗汉果具有清热润肺、止咳化痰、润肠通便的功效。主治百日咳、痰多咳嗽、血燥便秘等症，对急性气管炎、急性扁桃体炎、咽喉炎、急性胃炎都有很好的疗效。用罗汉果少许，冲入开水浸泡，是一种极好的清凉饮料，既可提神生津，又可预防呼吸道感染，常年服用能驻颜美容、延年益寿。

— **养生药膳**

罗汉果银花玄参饮

材料： 罗汉果半个，金银花6克，玄参8克，薄荷3克，蜂蜜适量

做法：

①将罗汉果、金银花、玄参、薄荷均洗净备用。

②锅中加水600毫升，大火煮开，放入罗汉果、玄参煎煮2分钟，再加入薄荷、金银花煮沸即可。

③滤去药渣，加入适量蜂蜜即可饮用。

功效： 清热润肺、止咳利咽

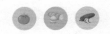
西洋参

——滋阴润肺

— 性味归经

性凉，味甘、微苦。归心、肺、肾经。

— 适用量

3~9克

— 功效主治

西洋参具有益肺阴、清虚火、生津止渴的功效。主治肺虚久嗽、失血、咽干口渴、虚热烦倦。西洋参含有人参皂苷类、氨基酸、微量元素、果胶、人参三糖、胡萝卜苷及固醇等营养成分，是补气保健的首选药材，是气虚燥热者的凉补佳品。

— 养生药膳

西洋参竹荪鸡汤

材料： 鸡肉300克，水发竹荪160克，西洋参5克，党参15克，红枣20克，山药25克，桂圆肉少许，盐3克

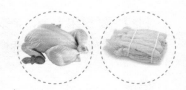

做法：

①锅中注入适量清水烧热，倒入鸡肉，去除血渍后捞出。

②砂锅中注入适量清水烧热，倒入鸡肉块、竹荪、西洋参、山药、桂圆肉、红枣和党参，拌匀、搅散。

③盖上盖，烧开后转小火煮约1小时，加盐调味即可。

功效： 利尿消肿、防癌抗癌

天冬
——养阴润燥，降火生津

— 性味归经

性寒，味甘、苦。归肺、肾、胃经。

— 适用量

10~15克

— 功效主治

天冬具有养阴生津、润肺清心的功效。多用于治疗肺燥干咳、虚劳咳嗽、津伤口渴、心烦失眠、内热消渴、肠燥便秘、白喉。适用于老年慢性气管炎和肺结核患者，尤其有黏痰难以咳出、久咳而偏于热者，可用天冬来润燥化痰和滋补身体。

— 养生药膳

二冬生地炖脊骨

材料： 猪脊骨250克，天冬50克，麦冬50克，熟地、生地各100克，人参25克，盐、味精各适量

做法：

①天冬、麦冬、熟地、生地、人参洗净。

②猪脊骨下入沸水中氽去血水，捞出，斩块。

③把全部材料放入炖盅内，加沸水适量，盖好，隔沸水用文火炖约3小时，调入调味料即可。

功效： 滋阴润燥、清肺降火

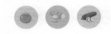

鱼腥草

——清肺热、排脓痰

— **性味归经**

性寒，味辛。归肺经。

— **适用量**

15~25克

— **功效主治**

鱼腥草具有清热解毒、利尿消肿的功效。主治肺炎、肺脓疡、热痢、疟疾、水肿、淋病、白带异常、痈肿、痔疮、脱肛、湿疹、秃疮、疥癣等症，同时对乳腺炎、蜂窝组织炎、中耳炎、肠炎等亦有疗效。

— **养生药膳**

复方鱼腥草粥

材料：鱼腥草、金银花、生石膏各30克，竹茹9克，粳米100克，冰糖30克

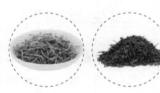

做法：

①将粳米淘洗干净，备用。

②鱼腥草、金银花、生石膏、竹茹洗净，用水煎汤。

③下入粳米及适量水，共煮为粥。

④加冰糖，稍煮即可。

功效：清热解毒

玉竹

——养阴润肺，生津开胃

— **性味归经**

性平，味甘。归肺、胃经。

— **适用量**

5~10克

— **功效主治**

玉竹具有养阴润燥、除烦止渴的功效。常用于治疗燥咳、劳嗽、热病阴液耗伤之咽干口渴、内热消渴、阴虚外感、头昏眩晕、筋脉挛痛等病症。玉竹有较好的强心作用，可加强心肌收缩力、提高抗缺氧能力、抗心肌缺血、降血脂及减轻结核病变，临床上常用于风湿性心脏病、冠心病、心绞痛等病属气阴两虚证的治疗。

— **养生药膳**

白及玉竹养肺饮

材料：燕窝6克，白及、玉竹各5克，冰糖适量

做法：

①燕窝、玉竹冲净泡发；白及略洗，备用；

②将白及、玉竹放进锅中，煎水取汁；把燕窝入瓦锅中，加入药汁和适量水。

③用小火炖烂，加适量冰糖再炖。每日早晚各服一次。

功效：补益肺肾、纳肺止血

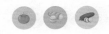

杏仁
——润肺、消积食

— **性味归经**

性温，味苦。归肺、大肠经。

— **适用量**

4.5~9.0克

— **功效主治**

杏仁具有祛痰止咳、平喘、润肠的功效。主治外感咳嗽、喘满、喉痹、肠燥便秘。杏仁富含蛋白质、脂肪、糖类、胡萝卜素、B族维生素、维生素C、维生素P以及钙、磷、铁等营养成分，其中胡萝卜素的含量在果品中仅次于芒果，人们将其称为"抗癌之果"。

— **养生药膳**

五仁粥

材料： 花生仁、核桃仁、杏仁各20克，郁李仁、火麻仁各10克，绿豆30克，小米70克，白糖4克

做法：

①小米、绿豆泡发洗净；花生仁、核桃仁、杏仁均洗净。

②锅置火上，加入适量清水，放入除白糖以外的所有准备好的材料，大火煮开。

③转中火煮至粥呈浓稠状，调入白糖拌匀即可。

功效： 润肠通便、清热泻火

枇杷叶
——润肺燥、散痰结

— 性味归经

性凉，味苦。归肺、胃经。

— 适用量

5~10克

— 功效主治

枇杷叶具有化痰止咳、和胃止呕的功效。其作用为镇咳、祛痰、健胃，是清解肺热和胃热的常用药。主治肺热咳嗽，表现为干咳无痰或痰少黏稠，不易咳出，或咳时有胸痛、口渴咽干、苔黄脉数（可见于急性支气管炎），取其润肺止咳作用。

— 养生药膳

枇杷虫草花老鸭汤

材料： 鸭肉500克，虫草花30克，百合40克，枇杷叶7克，南杏仁25克，姜片25克，盐2克，鸡粉2克，料酒20毫升

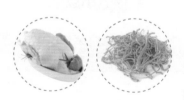

做法：

①洗净的鸭肉斩成小块，余水，捞出待用。

②砂锅中注水烧开，倒入鸭块、枇杷叶、百合、南杏仁、姜片、虫草花，搅拌均匀，再放入料酒，盖上盖，烧开后用小火炖1小时。

③揭盖，放入盐、鸡粉，煮至入味，装入碗中即可。

功效： 清肺热、平喘镇咳

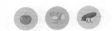

赤小豆
——利水消肿，解毒排脓

— 性味归经

性平，味甘、酸。归心、小肠经。

— 适用量

9～30克

— 功效主治

赤小豆具有止泻、消肿、滋补强壮、健脾养胃、利尿、抗菌消炎、解除毒素等功效。赤小豆还能增进食欲，促进胃肠消化吸收。用赤小豆与红枣、桂圆一起煮，可用来补血。此外，赤小豆还可用于治疗肾脏病、心脏病所导致的水肿。

— 养生药膳

茅根赤小豆粥

材料： 白茅根50克，赤小豆30克，粳米50克，盐适量

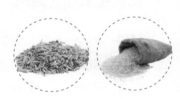

做法：

①将白茅根洗净，切段，放进锅中，加上适量水，急火煮沸10分钟，滤渣取汁。

②赤小豆、粳米洗净，放进锅中，加上药汁和适量水，急火煮开，改文火煮至粥成。

③加适量盐调味即可。

功效： 清热利尿、通淋化瘀

猪心

——以脏养脏，强心

— 性味归经

性平，味甘、咸。归心经。

— 适用量

100～250克

— 功效主治

猪心具有补虚、安神定惊、养心补血的功效。主治心虚失眠、惊悸、自汗、精神恍惚等症。猪心含有蛋白质、脂肪、钙、磷、铁、维生素B_1、维生素B_2、维生素C以及烟酸等，对加强心肌营养、增强心肌收缩力有很大的作用。同时，猪心还具有营养血液、养心安神的作用。

— 养生药膳

桂枝红枣猪心汤

材料： 猪心半个，桂枝5克，党参10克，红枣6颗，盐适量

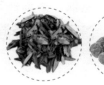

做法：

①将猪心挤去血水，放入锅中氽烫，捞出冲洗净，切片。

②桂枝、党参、红枣分别洗净放入锅中，加3碗水，以大火煮开，转小火续煮30分钟。

③转中火让汤汁沸腾，放入猪心片，待水再开，加盐调味即可。

功效： 补血益气、安神定惊

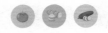

莲藕

——补中养心，除百病

— **性味归经**

性凉，味辛、甘。归肺、胃经。

— **适用量**

250～500克

— **功效主治**

莲藕具有滋阴养血的功效，可以补五脏之虚、强壮筋骨、补血养血。生食能清热润肺、凉血行瘀，熟食可健脾开胃、止泄固精。莲藕能补中养神、除百病，常服可轻身耐老、延年益寿。

— **养生药膳**

红枣莲藕猪蹄汤

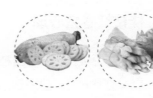

材料： 莲藕、猪蹄各150克，红枣、当归、黑豆、清汤各适量，盐6克，姜片3克

做法：

①将莲藕洗净切成块；猪蹄洗净斩块。

②黑豆、红枣洗净浸泡20分钟，备用。

③净锅上火，倒入清汤，下入姜片、当归，调入盐烧开，下入猪蹄、莲藕、黑豆、红枣煲至熟即可。

功效： 滋阴养血、活血通乳、补虚填精

苦瓜

——清心泻火的良药

— 性味归经

性寒，味苦。归心、肝、脾、胃经。

— 适用量

100～150克

— 功效主治

苦瓜具有消暑除烦、清热、解毒、明目、降低血糖、补肾健脾、益气壮阳、提高机体免疫能力的功效。苦瓜中的苦瓜苷和苦味素能增进食欲，健脾开胃；所含的生物碱类物质奎宁，有利尿活血、消炎退热、清心明目的功效。

— 养生药膳

苦瓜黄豆排骨汤

材料： 排骨150克，苦瓜、黄豆各适量，盐3克

做法：

①排骨洗净，剁块；苦瓜去皮洗净，切大块；黄豆洗净，浸泡20分钟。

②热锅上水烧开，将排骨放入，煮尽血水，捞出冲净。

③瓦煲注水烧开，下排骨、黄豆，用大火煲沸，放入苦瓜，改小火煲煮2小时，加盐调味即可。

功效： 清热除烦、健脾益气、润肠生津

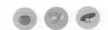

银耳

——滋阴润肺

— 性味归经

性平，味甘、淡。归肺、胃、肾经。

— 适用量

5~10克（干）

— 功效主治

银耳具有润肺生津、滋阴养胃、益气安神、强心健脑等功效。主治虚劳咳嗽、痰中带血、津亏口渴、病后体虚、气短乏力等症。银耳能提高肝脏解毒能力，起到保肝作用；而且对老年慢性支气管炎、肺源性心脏病有一定疗效。银耳富含硒等微量元素，可以增强机体抗肿瘤的能力。

— 养生药膳

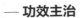

菠萝银耳红枣甜汤

材料：菠萝125克，水发银耳20克，红枣8颗，白糖10克

做法：

①菠萝去皮，洗净，切块；水发银耳洗净，摘成小朵；红枣洗净，备用。

②汤锅上火倒入水，下入菠萝、水发银耳、红枣煲至熟，调入白糖搅匀即可。

功效：滋阴祛燥、补血润肺

猪肺

——补肺，止咳

— 性味归经

性平，味甘。归肺经。

— 适用量

50~200克

— 功效主治

猪肺具有补肺、止咳、止血的功效。主治肺虚咳嗽、咯血、肺气肿、肺结核、哮喘等症。猪肺配五味子、冬虫夏草一起煮汤食用，可治疗肺虚咳嗽；配菊花、鱼腥草同食，可清肺热，治疗肺热咳嗽、肺脓肿等病。

— 养生药膳

霸王花猪肺汤

材料：霸王花50克，猪肺750克，瘦肉300克，红枣3颗，杏10克，姜、盐各适量

做法：

①霸王花浸泡洗净；红枣洗净。

②猪肺注水，挤压直至去尽血水，猪肺变白，切成块状；瘦肉切块；猪肺、瘦肉焯水；烧锅放姜片，将猪肺干爆5分钟。

③瓦煲内注水，煮沸后加入上述材料，大火煲滚后，改用文火煲3小时，加盐调味即可。

功效：化痰止咳、润肺滑肠

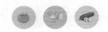

鸭肉

——养肺气，补虚损

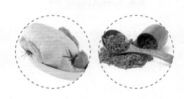

— 性味归经

性寒，味甘、咸。归脾、胃、肺、肾经。

— 适用量

50~200克

— 功效主治

鸭肉具有养胃滋阴、清肺解热、大补虚劳、利水消肿的功效。多用于治疗咳嗽痰少、咽喉干燥、阴虚阳亢之头晕头痛、水肿、小便不利等症。鸭肉不仅脂肪含量低，且所含脂肪主要是不饱和脂肪酸，能起到保护心脏的作用。

— 养生药膳

枸杞鸭肉粥

材料： 鸭肉80克，冬菇30克，枸杞10克，大米120克，料酒、生抽、盐、味精、葱花、食用油各适量

做法：

①大米淘净泡好；冬菇泡发洗净，切片；枸杞洗净；鸭肉洗净切块，用料酒、生抽腌渍。

②油锅烧热，放入鸭肉过油盛出；锅加清水，放入大米旺火煮沸，下入冬菇、枸杞，转中火熬煮至米粒开花。

③下入鸭肉，将粥熬煮至浓稠，调入盐、味精，撒上葱花即可。

功效： 补肝肾、健脾胃、益气血

蜂蜜
——润肺止咳，润燥通便

— 性味归经

性平，味甘。归肺、脾、大肠经。

— 适用量

10~50克

— 功效主治

蜂蜜具有补虚、润燥、解毒、保护肝脏、营养心肌、降血压、防止动脉硬化等功效，对中气亏虚、肺燥咳嗽、风疹、胃痛、口疮、水火烫伤、高血压、便秘等病症有食疗作用。

— 养生药膳

茯苓山药蜜膏

材料： 山药粉、茯苓粉各100克，蜂蜜200克

做法：

①将山药粉、茯苓粉放进锅中，加适量水。

②将锅置于火上，先用大火煮沸，再改用小火慢熬，至水浓缩至一半时加入蜂蜜，一边搅一边倒。

③关火，放凉后装瓶即可。

功效： 补虚、润燥

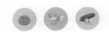
冰糖
——和胃润肺

— 性味归经

性平，味甘。归肺、脾经。

— 适用量

20~60克

— 功效主治

冰糖具有补中益气、和胃润肺、止咳化痰、去烦止渴、清热降浊、养阴生津、止汗解毒等功效，对中气不足、肺热咳嗽、痰中带血、阴虚久咳、口干咽燥、咽喉肿痛、小儿盗汗、风火牙痛等病症有食疗作用。

— 养生药膳

核桃冰糖炖梨

材料： 核桃仁 30克，梨150克，冰糖30克

- - - - - - - - - - - - - - - -

做法：

①梨洗净，去皮去核，切块；核桃仁洗净。

②将梨块、核桃仁放入煲中，加入适量清水，用文火煲30分钟，再下入冰糖调味即可。

- - - - - - - - - - - - - - - -

功效： 生津润燥、清热化痰

梨

——止咳化痰

— 性味归经

性寒，味甘、微酸。归肺、胃经。

— 适用量

100~250克

— 功效主治

梨多汁，既可食用，又可入药，为"百果之宗"。梨有止咳化痰、清热降火、养血生津、润肺祛燥、润五脏、镇静安神等功效，对高血压、心脏病、口渴便秘、头昏目眩、失眠多梦患者有良好的食疗作用。

— 养生药膳

百合莲藕炖梨

材料： 鲜百合200克，梨2个，白莲藕250克，盐少许

做法：

①将鲜百合洗净，撕成小片状；白莲藕洗净去节，切成小块；梨削皮切块。

②把梨与白莲藕放入清水中煲2小时，再加入鲜百合片，煮约10分钟。

③下盐调味即成。

功效： 泄热化痰、润肺止渴

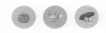

丝瓜
——清暑凉血，祛风化痰

— 性味归经

性凉，味甘。归肝、胃经。

— 适用量

50~200克

— 功效主治

丝瓜具有清暑凉血、解毒通便、祛风化痰、润肌美容、通经络、行血脉、下乳汁、调理月经不顺等功效。多用于治疗热病身热烦渴、痰喘咳嗽、肠风痔漏、崩漏、带下、血淋、疔疮痈肿、妇女乳汁不下等病症。

— 养生药膳

松子炒丝瓜

材料： 丝瓜300克，胡萝卜50克，松子50克，植物油4毫升，盐、鸡精各适量

做法：

①将丝瓜去皮洗净，切块；胡萝卜洗净，切片；松子洗净备用。

②锅中下入植物油烧热，下入松子炒香后，放入丝瓜、胡萝卜一起翻炒。

③加盐、鸡精调味，炒熟装盘即可。

功效： 清热解毒、润肠通便

核桃仁
——补中益气

— 性味归经
性温，味甘。归肺、肾经。

— 适用量
50~100克

— 功效主治
核桃仁具有滋补肝肾、强健筋骨、润肌肤、乌须发的功效。核桃油中的油酸、亚油酸等不饱和脂肪酸含量高于橄榄油，饱和脂肪酸含量极微，是预防动脉硬化、冠心病的优质食用油，长期食用还对癌症具有一定的预防效果。

— 养生药膳

核桃乌鸡粥

材料： 乌鸡肉200克，核桃100克，大米80克，枸杞30克，姜末5克，鲜汤150毫升，盐3克，葱花4克，食用油适量

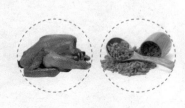

做法：

①核桃去壳，取肉；大米淘净；枸杞洗净；乌鸡肉洗净，切块。

②油锅烧热，爆香姜末，下入乌鸡肉过油，倒入鲜汤，放入大米烧沸，下核桃肉仁和枸杞，熬煮。

③文火将粥焖煮好，加盐调味，撒上葱花即可。

功效： 健脾益肾、强身健体

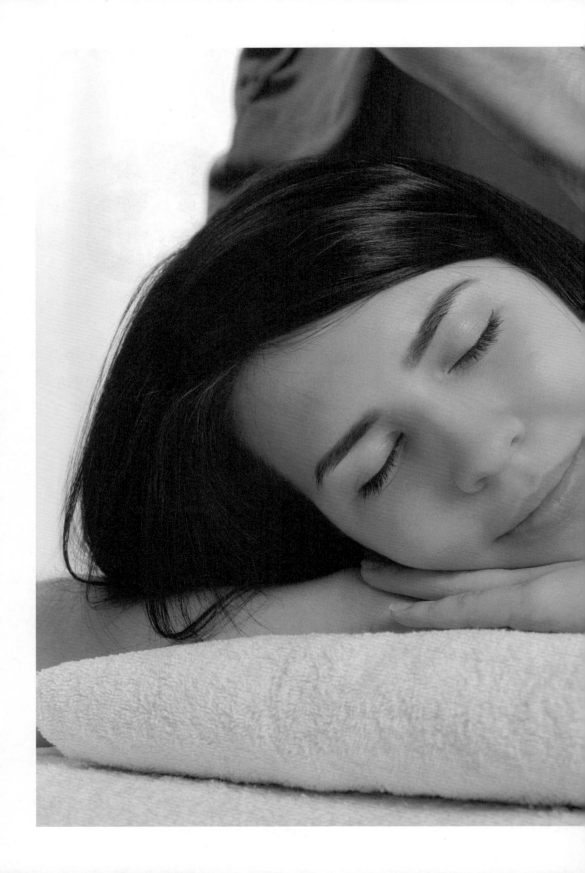

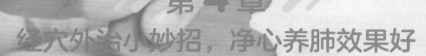

第4章
经穴外治小妙招，净心养肺效果好

俗话说："命要活得长，全靠经络养。"可见经络养生的重要性。对于注重心肺养生，尤其是心肺部有病症的人们来说，掌握运用经络、穴位养生的方法非常重要，只需轻松动动手，便可发挥出不可小觑的净心养肺效果，和食材、药材进行的内部调养相结合，共同加强对心肺疾病的防治效果。

要养肺，常敲肺经

肺经是手太阴肺经的简称。它始于肺部，经气管、喉咙、锁骨到腋窝，沿着上肢内侧前缘，到达大拇指端。我们身体的两侧手臂都有肺经经穴，而且还是一样的穴道，一侧有11个，左右两侧共有22个。肺是所有呼吸器官的能量来源，其所属经络就像是网络一样，串联起身体各呼吸器官。如果肺经不通，"网络"就会堵塞，呼吸道就会出现各种问题，人的身体也会百病丛生。如果肺经通畅，自然肺气充盈、呼吸顺畅。

手太阴肺经与肺功能有关，可以根据肺经上穴位出现的异常反应来判断肺部的基本病情，诸如胸闷胀满、咳喘、呼吸困难等症状均可能提示肺出了问题。此外，肺病也可能导致肺经循行部位的疼痛，如肩背及手臂内侧前缘疼痛等。

敲肺经的方法

肺经的起始点，在我们锁骨下缘的凹陷处，握起拳头，用拳头上覆面的虎口，直接敲打凹陷处。可以用力一点敲打，或者用力揉搓这个地方，以促使肺经气血运行。先敲一侧，再换另一侧，每侧敲 1~2 分钟，每天敲 1~2 次。

然后再敲整条肺经，也就是从胸角，到臂内，一直敲到大拇指为止。先敲一侧，再换另一侧，每侧敲 2~5 分钟，每天敲 1~2 次。千万不能来回敲打，而是应该用小一些的力气，从上到下，缓缓地敲打，这样更能促进肺经通畅。

手太阴肺经在寅时（3~5点）精气最为旺盛。寅时休息得好，因为"肺朝百脉"，肝在丑时（1~3点）把血液推陈出新后，将新鲜血液供给肺，通过肺输布全身，人在清晨时才能面色红润、精力充沛。肺病患者在寅时反应最为强烈，常剧烈咳嗽或喘息而醒。

经常敲一敲肺经，有助于畅通肺经，养护肺脏。

敲肺经注意事项

敲肺经没有时间规定，也没有饭前敲或者饭后敲的区别，只要有空，你就敲一敲。长期坚持下来，你会发现，感冒咳嗽少了，呼吸更加轻松，就连皮肤也好多了。这是因为"肺主皮毛"，肺虚的人，皮肤往往很干燥，没有光泽。肺好了，肺经畅通了，皮肤自然光滑柔软，就连气色也会变好。

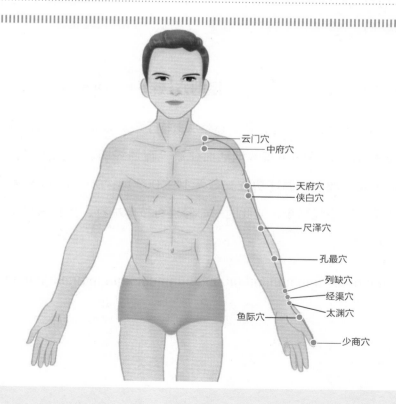

疏通心经，保护心脏健康

手少阴心经是十二经脉之一，起自心中，出来后归属于心系（心脏周围的组织），向下通过膈肌，联络小肠。经上有极泉、青灵、少海、灵道、通里、阴郄、神门、少府、少冲等穴位。

心经主管头部的活动，调理心经能缓解头部的压力和心脏的压力，改善失眠多梦等睡眠质量的问题和解决情志方面的问题，主心理、思虑、志、睡眠等，是调解心理、安定神志的经络。

心经主治病症有心血管病（冠心病、心绞痛、心动过缓等）、神经及精神疾病（失眠健忘、神经衰弱等）、经脉所过的肌肉痛等。

敲心经的方法

找出手少阴心经，沿着心经从上往下轻轻地拍打，不断循环，每天3~5分钟即可有效地活血化瘀、疏通经络、扶正祛邪、祛病强身，改善微循环功能。每天11：00~13：00的时间是人体的手少阴心经当令，如此时对心经进行按摩拍打，会有事半功倍的疗效。

敲心经注意事项

- 力度轻重。轻快短为补, 重慢长为泻。

- 敲击的方向。顺敲为补, 逆敲为泻。

- 敲击前, 不要紧张, 肌肉要放松, 呼吸要自然。

- 饥饿、饱饭、酒后均不宜按摩。

- 局部有伤口、感染、疮疖, 存在心律不齐的人, 都不建议自行采用拍打疗法。

- 不要在通风口拍打。

- 拍打流汗后不能立即洗澡, 避免受寒致病。

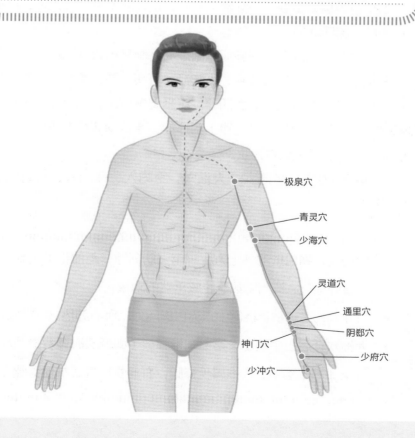

极泉穴
青灵穴
少海穴
灵道穴
通里穴
阴郄穴
神门穴
少府穴
少冲穴

养心护肺刮痧好，祛湿除毒肺自清

　　我们每天都要吃很多东西，这些东西一部分转化成营养，另一部分却转化成毒素藏在体内。毒素长期堆积在体内，对身体造成很大的负担，对肺更是造成很大的伤害。肺又被称为"清虚之脏"，所谓"清虚"就是指干净、虚弱的意思。肺很娇弱，容不下任何水湿痰浊和异物停留，一旦有异物附着，就会引发咳嗽，更不用说毒素了。

　　这个时候借助刮痧，能够增强卫气，使外邪不易侵入人体，同时还能养心护肺、疏肝解郁。

　　刮痧之前，先准备好刮痧板和刮痧油。刮痧板最好选用具有药物作用的玉石或水牛角。因为玉性平，入肺经，可润心肺、清肺热；牛角性寒，味辛、咸，可发散行气、活血润养。可坐着或俯卧，先用热毛巾擦洗将要刮痧部位的皮肤，然后均匀地涂上刮痧油，手持刮痧板在皮肤上直接进行刮拭，以刮出痧痕或血点为止。

　　取穴：中府穴、鱼际穴、大椎穴、至阳穴、风门穴、肾俞穴、天突穴、中脘穴。

- 中府穴：胸前壁的外上方，平第一肋间隙，距前正中线 6 寸。有宣肺理气、清泻肺热、止咳平喘的功效。

- 鱼际穴：第一掌骨桡侧中点赤白肉际处。可清肺热、利咽喉。

- 大椎穴：后正中线上，第七颈椎棘突（即低头时颈背最凸起的骨头）下凹陷中。大椎属于督脉，有通督行气、贯通督脉上下之作用。

- 至阳穴：在背部，后正中线上第七胸椎棘突（隆起的骨）下方凹陷处。至阳是阳气最盛之处，能增强抗寒能力。

- 风门穴：在背部，第二胸椎棘突下，两侧旁开1.5寸处。风门能祛风寒、调肺气。

- 肾俞穴：在背部，第二腰椎棘突下，两侧旁开1.5寸。能补益肝肾。

- 天突穴：在颈部，当前正中线上，胸骨上窝中央。天突是任脉和阴维脉的交会穴，具有宣通肺气、化痰止咳的功效。

- 中脘穴：在腹部，前正中线上，脐上4寸处。中脘穴是胃的募穴，是任脉和小肠经、三焦经及胃经的交会穴。具有和胃健脾、降逆利水的功效。

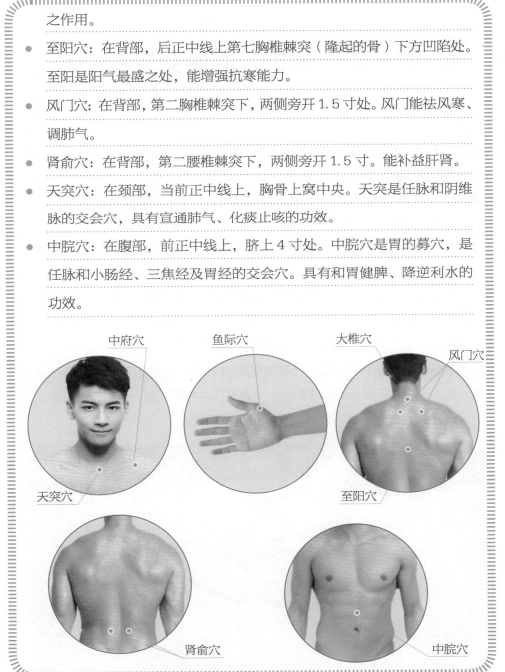

有"艾"呵护，呼吸更轻松

艾灸是一种古老的中医自然疗法，操作简单、使用方便。它能够通过对穴位和经络的温熏，起到调和气血、疏通经络的作用。通过燃烧艾叶，能温和地刺激人体穴位，还有助于恢复元气、补充体能、平衡阴阳。

艾灸使用简单方便，特别适合容易感冒、咳嗽且体质虚冷的人群。日常做艾灸，能生发体内阳气、提高水谷精微运化能力、通畅肺经、消除血气瘀滞。血气调和了，肺经通畅了，身体自然更加健康，呼吸更加轻松。

将艾条的一端点燃，在与施灸部位相隔一定距离处悬停，进行不间断地熏灼。注意着火点与皮肤之间的距离控制，以"温热而不灼痛，艾热入经而不浮于皮表"为宜。因为不同的部位、不同的艾条、不同的人会有不同的热力感受，所以没有办法给一个固定的距离标准，但根据经验，以5厘米左右为宜，可以再根据受灸的感觉进一步调整，往往能找到一个适合的灸距。

取穴：大椎穴、风门穴、肺俞穴、足三里穴。

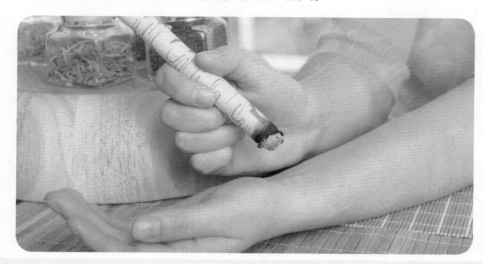

- 大椎穴：后正中线上，第七颈椎棘突（即低头时颈背最凸起的骨头）下凹陷处。大椎穴属督脉，有通督行气、贯通督脉上下的作用，艾灸此穴能增强体质。

- 风门穴：在背部，第二胸椎棘突下，旁开 1.5 寸处。艾灸此穴对于伤风、咳嗽、发热头痛等疾病有很好的预防和治疗效果。

- 肺俞穴：在背部，第三胸椎棘突下，两侧旁开 1.5 寸处。艾灸此穴能增强肺的疏散功能，同时肺开窍于鼻，肺经气血充足，疏散功能变得强大，则能祛邪于体外。

- 足三里穴：小腿前外侧，犊鼻下（膝盖骨下缘）3 寸，距胫骨前缘约一横指处。足三里穴是人体重要的强壮穴位之一，艾灸此穴能补养一身气血。

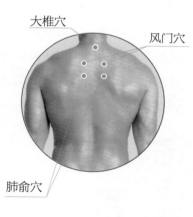

大椎穴
风门穴
肺俞穴

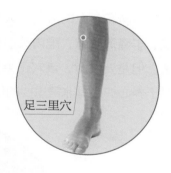

足三里穴

常按天池穴，养心又健肺

天池穴是心包经上的一个穴位。天，是天部的意思；池，意思是储水液的池子。天池意指心包外输的高温水汽在此冷凝成地部经水。该穴位于乳头外侧，而乳头为人体体表的高地势处，本穴也位于高地势处，即天部，穴内物质又为心包经募穴膻中穴传来的高温水汽，至本穴后散热冷降为地部经水，本穴气血既在高位又为经水，故名天池穴。

《黄帝内经·灵枢》记载："腋下三寸，手心主也，名曰天池。"天池穴位于人体的胸部，当第4肋间隙，乳头外1寸，前正中线旁开5寸。按摩本穴对胸闷、咳嗽、痰多、气喘、胁肋胀痛等心肺疾病有一定的疗效。

如果在晚间顺时针按摩天池穴100次，再逆时针按摩100次，可以促进心阳的运转和气血的流动。如果配合其他穴位按摩，效果会更好，比如配列缺、丰隆治咳嗽，配内关治心痛，配支沟治胁肋痛。也可以用于针刺等疗法，但是要注意，该穴正当胸腔，内容心、肺，不宜深刺。总之，天池穴对于养心护心有非常重要的作用，而且对长寿还有一定的帮助。

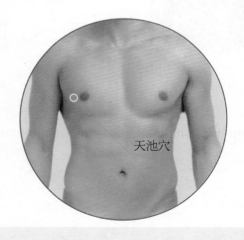

天池穴

极泉穴——身体上的"速效救心丸"

在日常生活中，有些人生气的时候会出现胸闷气短、心跳加快等不适症状，甚至可能引发心绞痛、冠心病等，这时候大多数人会想到赶紧去找"速效救心丸"吃。殊不知，我们每个人身上都有这种救命药，那就是堪比"速效救心丸"的极泉穴。对于平时爱生气、血压高的人来说，不妨利用拍打腋窝的方法来间接刺激极泉穴，对防治冠心病、心绞痛等疾病有着不错的效果。

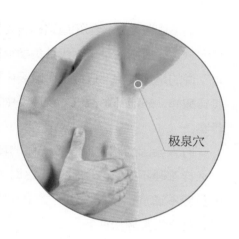

极泉穴

极泉穴是手少阴心经的穴位之一，位于腋窝顶点，腋动脉搏动处，主治心痛、咽干烦渴、胁肋疼痛、瘰疬、肩臂疼痛等疾病。刺激极泉的方法是：抬起一侧上肢，使腋窝暴露，另一手食指、中指并拢，伸入腋窝内，用力弹拨位于腋窝顶点的极泉穴。此处腋神经、腋动脉、腋静脉集合成束，弹拨时手指下会有条索感。注意弹拨时手指要用力向内勾按，弹拨的速度不要过急，被治者会有明显的酸麻感，并向肩部、上肢放射。

中医认为，人在生气时，肝火滞留在两腋，肝火过旺会使作为君主的心脏"受辱"，于是出现胸闷气短、心悸、悲痛欲哭等症状。因此，按摩极泉穴能有效驱散肝之邪气，从而减轻心脏不适症状。

按摩时，用力要均匀和缓。开始时可适当轻缓，后来再慢慢加大力量，以手臂产生酸麻感为佳。按摩的同时，患者最好能配合深呼吸。此穴位还可以用灸法：艾炷灸或温针灸3~5壮，艾条灸5~10分钟。

感冒鼻塞就按委中穴，多按多通气

很多中医爱好者都知道这样一句话："腰背委中求。"这句话出自《四总穴歌》，最初记录于明代针灸学家徐风编著的《针灸大全》。"腰背委中求"说的是凡腰背部病症都可取委中穴治疗。经常按一按委中穴，能够缓解腰背酸痛，还能补肾益气。按摩委中穴除了能缓解腰背酸痛，还能治疗感冒鼻塞。

有人会因为感冒而导致一侧的鼻腔始终不通气，躺在床上，翻来覆去怎么样都睡不好，非常难受。这时可以找合适的地方躺下来，如果是左侧的鼻腔不通气，就找左边的委中穴按摩。按摩不到半分钟，就可令鼻腔通气，整个人都轻松许多。

委中穴：在腘窝横纹中点处。

按摩方法：①用两手拇指端按压两侧委中穴，力度以稍感酸痛为宜，一压一松为1次，连做10~20次。②两手握空拳，用拳背有节奏地叩击该委中穴，连做20~40次。③两手拇指指端置于两侧委中穴处，顺、逆时针方向各揉10次。

委中穴

尺泽穴——宣肺气缓解咳嗽

尺泽穴是肺经合穴，主气逆。"尺"，指前臂部，与"寸"指腕部是相对应的。因手腕至肘部为一尺，故手前臂称"尺"；泽，为沼泽，是水聚集的地方，寓意脉气流注于此，如水注沼泽。

尺泽穴主治病症众多，应用极广。如果感到肚子、手臂或者腿脚突然作痛，可以按一按尺泽穴，按上几分钟，症状就能得到缓解；如果中暑、过敏或者皮肤痒，也可以按一按尺泽穴，同样能很好地缓解症状。

尺泽穴对呼吸系统疾病特别有效，是保障呼吸通畅的全效穴，具有宣肺气、滋肺阴的作用，是治疗各类肺病的特效穴位。所以当你咳嗽时，可以揉一揉尺泽穴。除此之外，坚持按摩尺泽穴，能预防感冒、喉咙疼痛等各种呼吸道疾病。

尺泽穴：位于肘横纹中，肱二头肌肌腱桡侧缘。

按摩方法：用手指指腹按压尺泽穴，以有酸痛感为宜，按压1~3分钟。

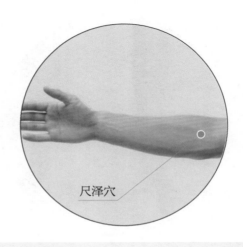

尺泽穴

痰多难清，揉揉丰隆穴

痰是人体水液代谢出现故障的产物，如果喉咙里经常有痰，不仅影响健康，还特别影响形象。此时揉一揉丰隆穴，会让你取得意想不到的效果。

《一百二十穴玉龙歌》中提出，"痰多宜向丰隆寻"，意思是如果体内多痰，可以通过丰隆穴来治疗。按摩这个穴位可改善和增强脾的运化水湿的功能，使痰湿自化。

除此之外，很多人都通过按摩丰隆穴以达到减肥的目的。这个穴位在人体中起的作用就像控制电梯升降的管理员，如果身体营养过剩，它就会促进身体把多余的物质排泄出去；相反，如果身体营养不足，它也会促进身体多做一些补充。因此，经常按摩丰隆穴，不仅能健脾化痰，还具有调整体形的功效。

丰隆穴：小腿前外侧，外踝尖向上数8寸，距胫骨前缘二横指（中指）处。

按摩方法：用手指指腹按压丰隆穴，以有酸痛感为宜，按压1~3分钟。

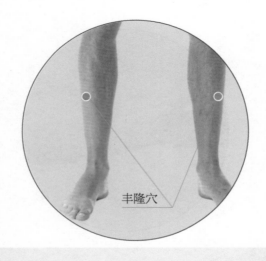

丰隆穴

天突穴——化痰止咳有良效

空气干燥时，许多人都会感到嗓子发痒，咳嗽不止，体内有痰。吃药效果不理想，输液似乎用不着。《医学三字经》提到："咳嗽不止于肺，而亦不离于肺也。"若想根治咳嗽，还要从肺部开始调理。

平时我们只要保养好肺部，远离外邪燥热与污染，就能避免呼吸道疾病的纠缠。万一咳嗽不止，可以多按按天突穴这个养生穴位，能化痰止咳。平时常按摩天突穴也能起到很好的预防作用。天突穴又叫玉户穴，为人体任脉上的主要穴道之一。它上连咽喉，下通于肺。天突穴位于肺系之咽喉要道，因此按摩本穴可以起到宣肺气、利气道、化痰浊、止咳平喘的作用。除此之外，咽喉肿痛、声音嘶哑、食管痉挛、打嗝、呕吐等症状也可以通过按摩天突穴得到有效调治。

天突穴：在颈部，当前正中线上，胸骨上窝中央。

按摩方法：用指尖点按天突穴，沿着胸骨柄的后缘向下逐渐点按，保持1分钟。

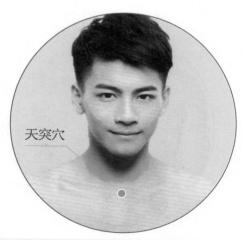

天突穴

呼吸不畅找风门

　　哮喘大多是由于风寒或风热之邪引起的。进入秋季后，气温往往开始下降，中医认为这是自然界"阳气衰减"之时，人体也是阳气渐衰，肺气较弱，抵抗力也比较低，一旦受到寒气的刺激，哮喘就会发作。哮喘的发作还与接触某些致敏原有关，如灰尘、花粉以及鱼、虾等食物，也可由细菌或病毒感染产生过敏反应，引起支气管痉挛而发病。我们平时应远离致敏原，做好保暖工作。还可以通过按摩风门穴止咳平喘，防止或缓解哮喘发作。

　　风门穴在背部，第二胸椎棘突下，两侧旁开1.5寸处。以食指与中指指腹为发力点，按压风门穴1~3分钟，可防止或缓解哮喘发作。

　　《会元针灸学》中提到"风门者，风所出入之门也"，意思是说，风门穴为风邪出入之门户，是祛风最常用的穴位之一。如果出现了伤风、咳嗽、发热、头痛、颈椎痛的症状，同样可以按摩风门穴，能有效缓解病情。

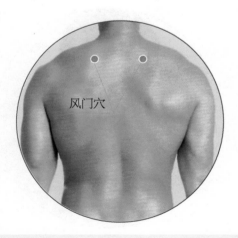

风门穴

灵道穴——缓解心胸痛

有心痛经历的人多是心脏有疾，即使没有先天性心脏病或者心脏的器质性损害，也多是心脏气血偏虚以及寒凝、热结、痰阻、气滞、血瘀等因素引起的。而灵道穴就是心经上的穴位，专治心病。

灵，与鬼怪相对，神灵也，指穴内气血物质为天部之气；道，指道路，该穴名意指心经经水在此汽化。

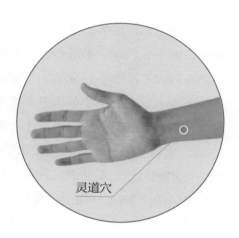

灵道穴

本穴物质为少海穴传来的地部经水，在本穴处为汽化散热，汽化之气循心经气血通道而上行，故名灵道穴。

灵道穴位于人体的前臂掌侧，当尺侧腕屈肌肌腱的桡侧缘。取穴方法为：仰掌，在尺侧腕屈肌肌腱与指浅屈肌之间，腕横纹上1.5寸处。按摩灵道穴可以有效地缓解心胸痛，适宜非先天性心脏病、无器质性损害的心区痛患者，具体方法为：每天按揉灵道穴3次，每次3分钟，长期坚持。

对于有"心病"的人来说，一定要多揉灵道穴。如果有心脏方面的疾病，按揉灵道穴会感觉很痛，揉到穴位不痛为止，很可能就消除了某方面潜藏的疾患。灵道穴是一个能让心脏气血通畅的穴位，血脉之桥畅通了，生命源泉才不会停息，我们每个人的生命之泉才能长流不息。

按摩合谷穴，补足肺气防阴虚

中医上常说的肺阴虚主要是指阴液不足而不能润肺，从而导致干咳、痰少、咽干、口燥、手足心热、盗汗、便秘等一系列生活中常见的症状。虽然合谷穴不是肺经上的穴位，但按揉该穴可以很好地防治肺阴虚。

不少人，尤其是小孩和中老年人，经常会感到胸闷气短，多咳多痰，经常出虚汗，睡觉时也出很多汗，还特别容易感冒，常常高热，或者外热内寒，或者上热下寒。这些症状都是肺受到亏损的表现，经常按摩合谷穴，能贯通气血，促使阳气升发，扶正祛邪，增强人体免疫力。同时肺与大肠相表里，肺主气属卫，外合皮毛，点按合谷穴能开发腠理、宣通毛窍、清泄肺热，从而加强解表发汗的清热作用，故可在感冒的预防和治疗方面收到良好的效果。

合谷穴：即通常所说的虎口，并拢拇指时肌肉隆起处。

按摩方法：以拇指与食指两指指腹施力，按压合谷穴1～3分钟。

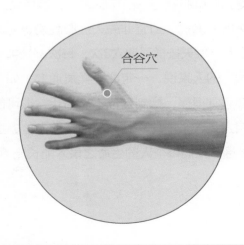

合谷穴

调理虚喘，就按肺俞穴

　　肺俞穴是足太阳膀胱经背部的腧穴，俞同输，因其内应肺脏，是肺气转输、输注之处，为治疗肺脏疾病的重要腧穴，所以才叫作肺俞穴。《针灸资生经》中就提到，肺俞治疗"喘与哮"。当脏腑发生病变时，经常会在其相应的腧穴出现异常现象，如压痛、敏感点、硬结等。所以，肺俞穴为诊断肺部疾病的反应点。

　　如果出现呼吸困难、短气喘促、呼多吸少等虚喘症状时，可以按摩肺俞穴，往往按摩数分钟就可以得到很好的缓解。经常按摩肺俞穴还能增强肺的疏散功能，又可用于肺气不足、肺肾两虚、肺脾俱虚的虚喘。

　　肺俞穴：在背部，第三胸椎棘突下，两侧旁开1.5寸。

　　按摩方法：用手指指腹按压肺俞穴，以有酸痛感为宜，按压1~3分钟。

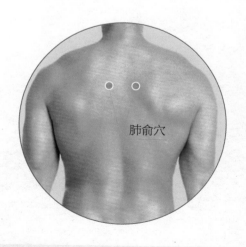

肺俞穴

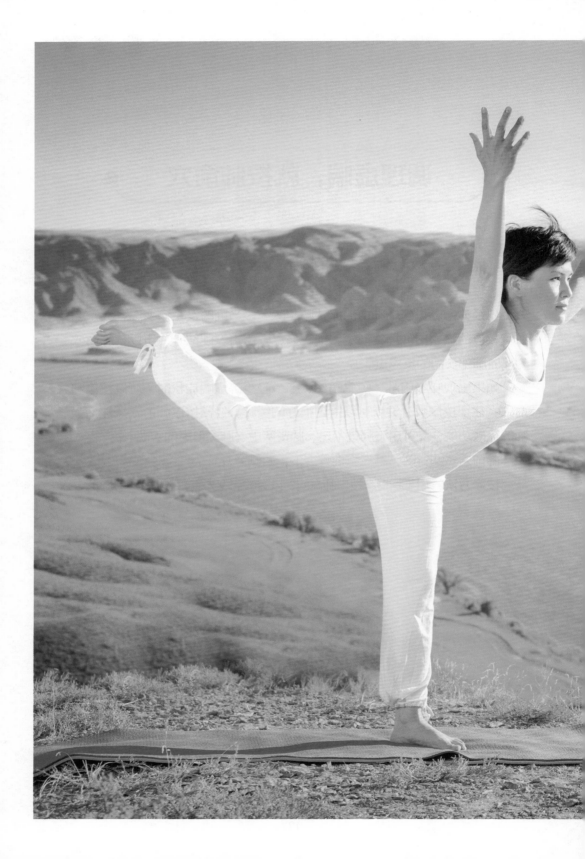

第**5**章
全方位疗愈良方，轻松搞定肺心病

心、肺都为娇脏，比较脆弱，易受外邪侵犯，再加上环境变化、空气污染等影响，常常引发多种心肺部疾病。所以，心肺部的保养迫在眉睫。本章列出多种常见心肺部疾病，解读其症状，并给出有效的饮食和生活调养原则、对症调理食谱，助您对症调养，早日收获健康，提升免疫力。

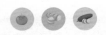

风寒感冒

　　风寒感冒是感冒的一种类型，病因、病机与感冒（伤风）相似，但患者症状体征多表现为寒重热轻，常见于感冒初期，或素体寒虚之人。主症以恶寒重、发热轻、无汗、鼻流清涕、口不渴、舌苔薄白、脉浮或浮紧为特征，兼有头身疼痛等，通常秋冬发生较多。

◎ 生活调理

　　①得了风寒感冒之后，需要注意多休息，保证充足的睡眠，不宜进行剧烈运动，以免加重症状。此外，还要多喝热开水，有利于病毒排出。

　　②平时注意保暖，避免吹风受寒，加强体育锻炼，提高身体的免疫力。

　　③可选用某些中成药，如感冒清热冲剂、正柴胡饮冲剂、感冒软胶囊、川芎茶调散、通宣理肺丸等。服药后可喝些热粥或热汤，微微出汗，以助药力驱散风寒。

◎ 饮食原则

　　①风寒型感冒患者应选择具有发散风寒、辛温解表作用的药材和食物，如白芷、桑叶、砂仁、紫苏、葱白、姜、蒜、辣椒、花椒等。

　　②感冒者常发热、出汗，体内丧失水分较多。大量饮水可以增进血液循环，加速体内代谢废物的排泄，使体温得到及时散发。

　　③风寒型感冒患者勿食性凉生冷之物。

　　④在感冒治疗期间，最好不饮浓茶，更不要用浓茶水送药。一些治疗感冒的中成药容易与茶叶中的鞣酸产生沉淀反应，使药物变质失效。

　　⑤忌饮酒，尤其是高度数烈性酒，否则会使全身血管扩张，兴奋大脑中枢，影响睡眠，引起头痛，降低抗病能力，使病情加重。

葱香豆腐

材料： 豆腐250克，淡豆豉15克，葱白3克，盐适量，香油少许

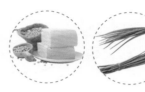

做法：

①先将豆腐洗净，切成小块；葱白洗净切丝。

②将豆腐块放入锅中略煎5分钟，放入淡豆豉，加入清水250毫升，再煮5分钟，放入葱丝，根据口味加入食盐、香油即可。

功效： 这道葱香豆腐对外感风寒引起的鼻塞、流涕、咽干、咳嗽等症状有很好的食疗作用，同时作为佐餐还能够增进食欲。

白芷鱼头汤

材料： 鳙鱼头1个，川芎5克，白芷1克，生姜5片，盐、食用油各适量

做法：

①将鱼头洗净，去鳃和内脏，起油锅，下鱼头煎至微黄，取出备用；川芎、白芷洗净。

②把川芎、白芷、生姜、鱼头一起放入炖锅内，加适量开水，小火隔水炖2小时。

③加盐调味即可。

功效： 本品具有发散风寒、祛风止痛的功效，适合风寒感冒患者食用。

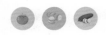

风热感冒

风热感冒也是感冒的一种类型，病因、病机与感冒（伤风）相似，但患者症状体征多表现为热重寒轻，常见于感冒后期，或素体有热之人。主症以发热重、恶寒轻、有汗、鼻流浊涕、口渴、舌苔薄黄为特征，兼有头身疼痛等。

◎ **生活调理**

①保证睡眠时间，一天保证至少8小时的睡眠时间，中午小睡半小时，有助于身体的恢复。

②房间要通风，保持室温适宜，并保持室内空气畅通。在高温下可以使用空调，但不要将温度定得低于26℃，也不要24小时连续开空调。

③可以将一些中药，如银花、连翘、薄荷等泡茶饮。体质偏热的人可以加入莲心，汗多的人可以加入枸杞，湿气重的人可以加入藿香、佩兰。

◎ **饮食原则**

①风热型感冒患者应选择具有清热利咽、辛凉解表作用的药材和食物，如石膏、菊花、金银花、枇杷、豆腐等。

②如果轻微发热的话，可以用生姜加上适量的红糖，煮滚后趁热服用，可以解表散寒，有降温的作用。

③感冒期间，肠胃功能不佳时，宜食稀粥、面条、软饭、新鲜蔬菜、水果及富含维生素C的食物，以增强抗病能力。

④不宜食辣椒、狗肉、羊肉等辛热的食物，以免伤气灼津、助火生痰。

⑤风热感冒发热期，不宜食油腻荤腥及甘甜食品，这些食品有碍脾胃之运化，生痰酿湿而引起咳嗽、咳痰，对感冒引起的脾胃呆滞者不利，故大鱼大肉、糯米甜食、油炸糕等不宜食用。

金银花连翘茶

材料： 金银花6克，甘草、连翘各少许

做法：

①砂锅中注入适量清水烧热，倒入备好的金银花、甘草、连翘。

②盖上盖，烧开后用小火煮约15分钟至其析出有效成分；揭盖，搅拌均匀。

③关火后盛出药茶，滤入茶杯中即可。

功效： 连翘含有连翘酚、齐墩果酸、皂苷等成分，具有清热解毒、消肿散结等功效。

菊豆枸杞汤

材料： 菊花10克，绿豆30克，枸杞20克，红糖适量

做法：

①将绿豆洗净，用清水浸泡约半小时；枸杞、菊花洗净。

②把绿豆放入锅内，加适量清水，大火煮沸后，小火煮至绿豆开花。

③加入菊花、枸杞，再煮20分钟，加入红糖调味即可。

功效： 本品具有疏风散热、泻火利尿的功效，适合风热感冒、目赤肿痛、口渴喜饮、小便发黄的患者食用。

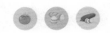

秋燥咳嗽

秋天气候变得干燥，中医称之为"秋燥"。肺为娇脏，喜润恶燥，若是受到燥邪侵害，则肺气壅遏，气道不利，肺气失宣，易引发秋燥咳嗽。秋季燥咳虽然不是严重的疾病，但是稍有疏忽，仍可能会因此酿成气管炎和支气管炎，所以应引起重视。燥咳症状常表现为干咳不止，无痰或少痰，痰中带血丝，并伴有口干咽痛、喉痒、声音嘶哑等。

◎ **生活调理**

①有咳嗽甚至发热症状时应减少运动量，否则会加重心肺负担，加重病情，延长恢复时间。最好静养，减少因运动带来的对呼吸道和肺部的刺激。

②在天气干燥的时候，可以泡一些滋阴润燥的花茶来喝，如菊花茶。

③"朝朝盐水，晚晚蜜汤"，即白天喝点盐水，晚上则喝点蜂蜜水，可以防止因秋燥而引起的咳嗽、便秘等症。

◎ **饮食原则**

①饮食以清淡滋润为主，适当进食一些养阴生津之品，如百合、蜂蜜、梨、橘、柿子、石榴、莲子、银耳、葡萄及各种新鲜蔬菜等。

②秋咳有时迁延难愈，由于咽喉痒疼难受，多数人便吃润喉片来缓解咽部疼痛，其实这并不可取。因为含薄荷成分的润喉片具有收缩口腔黏膜血管的作用，在口腔无炎症时经常含服会使黏膜血管收缩，引起黏膜干燥破损，导致口腔溃疡的发生。所以，切勿滥用消炎润喉药治疗秋季咳嗽。

③少食葱、姜、辣椒、韭菜、羊肉、狗肉等辛燥之品，以防燥伤肺津，诱发或加重咳嗽。

金橘枇杷雪梨汤

材料： 雪梨75克，枇杷80克，金橘60克

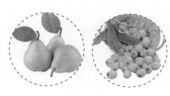

做法：

①金橘洗净，切成小瓣；雪梨去核，切成小块；枇杷去核，切成小块，备用。

②砂锅中注水烧开，倒入切好的雪梨、枇杷、金橘，搅拌匀，盖上盖，烧开后用小火煮约15分钟。

③揭盖，搅拌均匀，关火后盛出煮好的雪梨汤，装入碗中即成。

功效： 雪梨具有生津润燥、清热化痰、润肺解毒等功效，和枇杷同食，可缓解秋燥咳嗽。

百合杏仁粥

材料： 鲜百合50克，杏仁10克，粳米50克，冰糖15克

做法：

①将杏仁去皮打碎；鲜百合洗净。

②砂锅中注水烧开，倒入粳米与鲜百合、杏仁一同熬粥，根据自己的口味加入适量的冰糖即可。

功效： 本品可作为早餐食用，能够生津润肺、清热解毒，在一定程度上缓解咳嗽、咳痰发黄等症状。

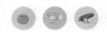

流感

流感是一种急性呼吸道疾病，是由呼吸系统病毒引起的。表现为突然起病，恶寒、发热（常高热）、周身酸痛、疲乏无力。流感在中国以冬春季多见，临床表现以高热、乏力、头痛、咳嗽、全身肌肉酸痛等症状为主，而呼吸道症状较轻。流感病毒容易发生变异，传染性强，发病率较高。

◎ **生活调理**

①每年接种流感疫苗是预防流感最有效的措施，保证充足的睡眠，增强体质和免疫力，勤洗手，保持环境清洁和通风。

②当家长带有流感症状的患儿去医院就诊时，应同时做好患儿及自身的防护（如戴口罩），避免交叉感染。

③在流感流行季节，老年人与慢性病患者尽量避免去人群聚集场所，避免接触呼吸道感染患者。

④咳嗽或打喷嚏时，用上臂或纸巾、毛巾等遮住口鼻，咳嗽或打喷嚏后洗手，尽量避免触摸眼睛、鼻或口。

◎ **饮食原则**

①流感期间需要注意，饮食要清淡，适当吃富含维生素的水果，多喝一些白开水。

②流感患者饮食以抗炎、抗病毒为主，辅以具有清热、生津作用的食物，如野菊花、金银花、板蓝根、花菜、香菇、柚子、草莓、苹果、黄瓜、木耳、胡萝卜、苦瓜等。

③避免进食辛辣刺激性的食物以及过度油腻、生冷的食物。

麻黄苦瓜排骨汤

材料： 猪排骨100克，苦瓜200克，麻黄10克，盐适量

做法：

①将苦瓜洗净、去瓤，切成块；麻黄洗净；猪排骨洗净。

②把猪排骨、苦瓜、麻黄一同放入锅内，加适量清水，大火煮沸后改为小火煮1小时。

③加入盐调味即可。

功效： 本品具有发汗祛邪、宣肺止咳的功效，适合感冒汗出不畅、咳嗽痰多、鼻塞流涕的患者食用。

板蓝根西瓜汁

材料： 红肉西瓜300克，板蓝根、山豆根各8克，甘草5克，糖适量

做法：

①将板蓝根、山豆根、甘草洗净沥干。

②全部药材与10毫升清水置锅中，小火加热至沸腾，约1分钟后关火，滤取药汁降温。

③西瓜去皮，切小块，放进果汁机内，加入放凉的药汁和糖，搅匀，倒入杯中即可。

功效： 本品具有清热利咽、解毒消肿的功效，适合感冒时目赤肿痛、口渴喜饮、小便发黄的患者食用。

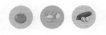

肺炎

肺炎又名肺闭喘咳和肺风痰喘，是指肺泡腔和间质组织的肺实质感染，通常发病急、变化快，并发症多。通常表现为发热、呼吸急促、持久干咳，可能有单边胸痛，深呼吸和咳嗽时胸痛，有小量痰或大量痰，可能含有血丝。肺炎应注意及时治疗。

◎ **生活调理**

①平时可多做些养肺的"小动作"，如自然甩动双手拍打胸部及背部，不仅可以缓解身体不适症状，还能提高肺功能，增强机体抗病能力。

②鼻塞时可用沾有温水的棉棒湿润鼻痂，一点一点地将鼻痂取出，千万不可用力过猛。选择细小的婴儿用棉棒，比普通的棉棒更好。

③每天开窗2或3次通风换气，将室内温度控制在18～22℃，湿度在60%左右。

◎ **饮食原则**

①宜选用有抗菌消炎作用的中药和食材，如菊花、鱼腥草、葱白、金银花、桑叶、牛蒡子、紫苏、川贝、海金沙、茯苓、木香、白果、桂枝、柴胡、枇杷、莱菔子、花椒、薄荷等。

②多进食优质蛋白、高热量的饮食，如鸡肉、猪瘦肉、牛肉、豆浆、豆腐、豆干、糙米、玉米等。

③多食新鲜蔬菜，补充各种维生素和无机盐，还有清痰的作用。

④避免食用辛辣、生冷、刺激性的食物，如辣椒、胡椒、芥末、冰激凌、碳酸饮料、咖啡、浓茶和油腻食物。

复方菊花茶

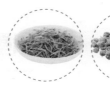

材料： 金银花21克，菊花、桑叶各9克，杏仁6克，芦根20克，蜂蜜适量

做法：

①将金银花、菊花、桑叶、杏仁、芦根用水略冲洗。

②放入锅中用水煮，将汤盛出。

③待凉后加入蜂蜜即可。

功效： 本品具有清热润肺、止咳化痰的功效，可用于咳嗽、咳吐黄痰、发热、小便发黄的肺炎患者食用。

白果扒草菇

材料： 白果15克，草菇450克，陈皮6克，姜丝10克，葱花、花生油、盐、味精、香油各适量

做法：

①将草菇洗净，切片；白果去皮，泡发好；陈皮泡发后切成丝。

②锅内加少许底油，下葱花、姜丝爆香后，下入陈皮和草菇翻炒。

③加入白果和盐、味精、香油，翻炒均匀即可。

功效： 本品补气健脾、止咳化痰，适用于咳吐白痰、口干、咳嗽痰少的肺炎患者食用。

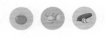

慢性支气管炎

慢性支气管炎是由于感染或非感染因素引起气管、支气管黏膜及其周围组织的慢性非特异性炎症。其病理特点是支气管腺体增生、黏液分泌增多。临床表现有连续2年以上、每次持续3个月以上的咳嗽、咳痰或气喘等症状。

◎ **生活调理**

①坚决不吸烟、不饮酒，并远离二手烟。香烟的烟雾会使支气管上皮受损，导致肺的防御功能降低，加重呼吸道感染，诱发急性发作。酒精会生湿积痰，刺激呼吸道，使病情加重。

②感冒是多种疾病的诱因，支气管炎也不例外。因此，平时应通过体育锻炼增强体质，提高机体免疫力和对气候变化的适应力，预防感冒。

③可坚持进行简单的呼吸操、扩胸运动、腹式呼吸等训练，但务必在空气干净的环境中进行。

◎ **饮食原则**

①慢性支气管炎患者宜选择可抑制病菌感染的中药材和食材，如杏仁、百合、知母、枇杷叶、丹参、川芎、黄芪、梨等。

②宜吃健脾清肺、补肾化痰的中药材和食物，如桑白皮、半夏、金橘、川贝、鱼腥草、百部、胡桃、柚子、板栗、佛手柑、猪肺、人参、花生、白果、山药、红糖、无花果、银耳等。

③宜吃蛋白质含量高的食物，如鸡蛋、鸡肉、瘦肉、牛奶、鲫鱼等。

④避免食用油腻黏糯、助湿生痰、性寒生冷之物，如肥肉、糯米、海鲜等。

⑤避免食用辛辣刺激、过咸的食物，如咸鱼、辣椒、胡椒、芥末、咖喱、生姜、大蒜、桂皮等。

柚子炖鸡

材料： 柚子1个，鸡1只，姜片、葱段、盐、料酒各适量

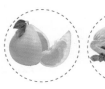

做法：

①鸡去皮毛、内脏，洗净，斩件；柚子去皮，洗净，留肉。

②将柚子肉、鸡肉放入砂锅中，加入葱段、姜片、料酒、盐、适量水。

③将盛鸡的砂锅置于有水的锅内，隔水炖熟即可。

功效： 本品健胃下气、化痰止咳，适合患病日久、肺气郁痹的肺气肿及慢性支气管炎患者食用。

果仁鸡蛋羹

材料： 白果仁、甜杏仁、核桃仁、花生仁各10克，鸡蛋2个

做法：

①白果仁、甜杏仁、核桃仁、花生仁一起炒熟，混合均匀。

②打入鸡蛋液，调入适量的水。

③入锅蒸至蛋熟即成。

功效： 本品具有止咳平喘、益气补虚、润肠通便的作用，适合肺气虚型慢性支气管炎、肺炎患者食用。但腹泻患者不宜食用。

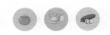

哮喘

哮喘即支气管哮喘，是机体对抗原性或非抗原性刺激引起的一种气管－支气管反应过度增高的疾病。其临床特征为伴有哮鸣音的呼气性呼吸困难，持续数分钟至数小时或更长，可自行或治疗后缓解。

◎ **生活调理**

①保持居住环境的空气清新，经常打开窗户，让空气流通。但如果家附近有工厂或邻近公路，则不宜开窗换气，以免灰尘刺激哮喘发作。

②哮喘患者一般较怕冷，室温不宜过低，冬季出门要做好保暖工作。

③作息规律，注意休息，消除过分紧张、恐惧的心理。家人应多鼓励患者，患者要建立信心，坚持锻炼，增强体质，多交朋友，并相信用科学的方法可以有效控制哮喘的发作。

◎ **饮食原则**

①哮喘患者宜选用有松弛气道平滑肌作用的中药材和食材，如麻黄、当归、陈皮、佛手、香附、木香、天南星、紫菀、青皮、茶叶等。

②宜选择有抗过敏反应作用的中药材和食材，如黄芩、防风、人参、西洋参、红枣、五味子、三七、芝麻等。

③宜吃蛋白质含量高的食物，如鸡肉、牛奶、瘦肉、豆腐等。

④发病期要补充维生素和矿物质，如青枣、白菜、西红柿等。

⑤宜吃补肾纳气、化痰止喘的中药材和食物，如射干、款冬花、柚子、枇杷、核桃、芝麻、蜂蜜、刀豆、丝瓜、梨、燕窝、冬虫夏草、猪肺等。

⑥辛辣食物可能会助火生痰，应避免食用，如辣椒、韭菜、大葱、蒜。

⑦避免食用酒精、碳酸饮料及冷饮，其进入血液后会使心跳加快，降低肺的呼吸功能。

天南星冰糖水

材料： 天南星9克，冰糖适量

做法：

①天南星洗净，备用。

②加水200毫升，煎煮20分钟，去渣。

③加入适量冰糖，以微甜为准。

功效： 本品具有燥湿化痰、祛风解痉的作用，适合寒痰、湿痰阻肺、咳喘痰多、胸膈胀闷的寒证哮喘症患者食用。

紫菀款冬猪肺汤

材料： 紫菀10克，款冬15克，猪肺300克，盐6克，姜片4克

做法：

①将猪肺用清水洗净，切块。

②猪肺与洗净的紫菀、款冬共煮。

③煮至熟时，加入盐、姜片调味即可。

功效： 本品具有补肺定喘、止咳祛痰的作用，适合咳逆喘息、痰多阻肺、呼吸困难等哮喘患者食用。

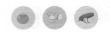

肺结核

结核病是由结核分枝杆菌引起的慢性传染病，可侵及许多脏器，以肺部结核感染最为常见。肺结核患者大多有较密切的结核病接触史，起病可急可缓，多表现为低热、盗汗、乏力、食欲缺乏、消瘦、女性月经失调等，呼吸道症状有咳嗽、咳痰、咯血、胸痛、不同程度胸闷或呼吸困难。

◎ 生活调理

①生活有规律，不长期熬夜，避免长期过劳和精神紧张，适当进行锻炼，增强抵抗力。

②改变不良生活习惯，戒烟戒酒。吸烟量越大，患结核病的概率越大。吸烟引起的咳嗽、咳痰还容易掩盖肺结核症状，影响肺结核及时发现和治疗。

◎ 饮食原则

①宜选用有抗结核分枝杆菌作用的中药食材，如百部、远志、苍术、白及、北豆根、淫羊藿、夏枯草、积雪草等。

②宜选用有增强肺功能作用的中药材和食材，如猪肺、茯苓、人参、银耳、灵芝、党参、白果等。

③应当选择具有益气、养阴、润肺功效的食物，如白果、燕窝、银耳、百合、山药、糯米、花生、粳米、薏米、玉米、燕麦、芝麻、木耳等。

④常吃些高蛋白的营养滋补食品，如甲鱼、鳗鱼、鳜鱼、鲍鱼、蛤蜊、牡蛎、鸭肉、鹌鹑蛋、海参、乌骨鸡、猪肉、泥鳅、鲫鱼、牛肉等。

⑤多吃些新鲜乳类、蛋类、豆类食物，如羊奶、牛奶、鸡蛋等。

⑥勿食辛辣香燥、伤阴耗气、温补发物等食品，如胡椒、辣椒、花椒、桂皮、香椿头、香菜等。

鸡蛋银耳豆浆

材料： 鸡蛋1个，银耳50克，豆浆500毫升，白糖适量

做法：

①鸡蛋打在碗内搅匀；银耳泡开。

②将银耳与豆浆入锅同煮。

③煮好后冲入鸡蛋液，再加白糖即可。

功效： 本品具有润肺、止咳、健脾、和中的功效，适合体虚干咳、咯血的肺结核患者食用。

冬瓜白果姜粥

材料： 冬瓜250克，白果30克，大米100克，姜末少许，盐2克，葱少许，高汤半碗

做法：

①白果去壳、皮，洗净；冬瓜去皮洗净，切块；大米洗净，泡发；葱洗净，切花。

②锅置火上，注入水后，放入大米、白果，大火煮至米粒开花。

③放入冬瓜、姜末，倒入高汤，改用小火煮至粥成，加盐调味，撒上葱花即可。

功效： 此粥具有敛肺止咳、化痰利水的功效，适合肺炎、肺结核、肺气肿等患者食用。

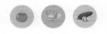

肺癌

　　肺癌是指原发于支气管上皮细胞的恶性肿瘤，目前认为吸烟是肺癌最重要的高危因素。另外，职业和环境接触、电离辐射等对其亦有一定的影响。临床表现为发热、咳嗽、痰中带血或咯血、胸痛、胸闷等。

◎ 生活调理

　　①可以轻微活动的患者，可进行慢走、散步等运动，活动筋骨。

　　②适当听听轻音乐、民乐，以及欢快振奋的交响乐等，使身心处在放松的状态，有助于身体恢复。

　　③睡眠时注意将头偏向一侧卧位，以防止痰涎窒息。如果患者突然出现失语、面色改变等现象，应立即就医。

◎ 饮食原则

　　①不吃霉菌污染或烧焦的食物，少吃腌制、烟熏食物，少吃炸烤食品。

　　②肺癌患者宜选用具有补肺气、止咳嗽作用的中药材和食材，如北沙参、冬虫夏草、百合、泽泻、白及、玉竹、西瓜、黄瓜、麦冬等。

　　③控制食盐的摄入，适当增加纤维素多的食品，保持大便通畅。

　　④肺癌消耗极大，故应保持患者有足够的营养摄入，平时应补充蛋白质、糖类、维生素类。

　　⑤肺癌患者的肺功能受损明显，呼吸道抵抗力较低，故要绝对禁烟和辛辣之品，有胸腔积液时要限制盐的摄入。

　　⑥适当摄入一定数量的新鲜蔬菜与水果，尤其是富含胡萝卜素和维生素C的黄绿色蔬菜，还有富含维生素A、B族维生素、维生素E和钙、铁、钾、锌等的食品。

补肺阿胶粥

材料： 阿胶15克，杏仁10克，蜜制马兜铃5克，西洋参3克，川贝、葶苈子、薏米各5克，大米50克，白糖适量

做法：

①西洋参研成粉末；阿胶烊化为汁；大米淘洗备用。

②将杏仁、马兜铃、川贝、葶苈子、薏米洗净先煎，去渣，取清汁。

③加入大米，用文火煮成稀粥，熟时调入西洋参末、阿胶汁、白糖即可。

功效： 本品具有补中益气、养阴润燥、降气化痰、止咳平喘的功效，对肺癌患者有很好的食疗作用。

冬虫夏草养肺茶

材料： 冬虫夏草6克，西洋参6克，北沙参6克，枸杞6克，水适量

做法：

①将冬虫夏草研磨成粉末备用。

②将冬虫夏草、西洋参、北沙参、枸杞放入杯中，冲入约500毫升沸水。

③静置数分钟后即可饮用。

功效： 本品具有补虚损、益精气、止咳嗽、补肺肾的功效，对肺肾两虚、咳嗽虚喘、身体虚弱的肺癌患者大有益处。

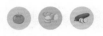

抑郁症

抑郁症又称忧郁症，临床表现为情绪低落、思维迟缓、意志活动减退，不愿与人接触，长期没有快乐感，自责内疚、焦虑、反应迟钝，并伴有失眠、食欲减退、月经不调等症状，严重者可出现自杀念头和行为。多数病例有反复发作的倾向。此病好发于有家庭遗传史者、环境因素不好者、长期服用药物者、有慢性疾病者、个性自卑悲观者、饮食不规律者等。

◎ **生活调理**

①抑郁症患者在工作中应注意劳逸结合，最好可以在上午10时、中午12时、下午3时暂停一下工作，喝杯茶、休息片刻，同时每天加班不宜超过两小时。

②在生活中应该注意扩大生活圈子，多结识一些工作以外的朋友，培养各方面的兴趣爱好，从而舒缓工作上的压力。

◎ **饮食原则**

①治疗抑郁症应设法缓解患者的精神焦虑情绪，具有此功效的中药和食材有柏子仁、合欢皮、朱砂、酸枣仁、磁石、茉莉、薄荷等。

②还可选用菠萝、海带、苹果、橘子、香蕉、小米、黄豆等具有增加血清素含量功能的食材，缓解抑郁症症状。

③紫菜、牡蛎、发菜、海蜇、菠菜、黄药子、夏枯草、柳叶等中药和食材具有补充甲状腺素的功能，也能有效控制抑郁症症状。

④患者应少喝酒、茶和咖啡，这些食物都会使抑郁症病情加重。

香附陈皮炒肉

材料： 瘦猪肉200克，香附10克，陈皮3克，盐3克

做法：

①先将香附、陈皮洗净，陈皮切丝备用；瘦猪肉洗净，切片备用。

②在锅内放少许油，烧热后放入猪肉片，煸炒片刻。

③加适量清水烧至猪肉熟，放入陈皮、香附及盐，煸炒几下即可。

功效： 本品具有抗菌、止呕、调经止痛、健脾开胃、理气消食、燥湿化痰等功效，有利于缓解抑郁症状。

白菜海带豆腐煲

材料： 白菜200克，海带结80克，豆腐150克，高汤、盐各少许，味精、香菜各3克

做法：

①将白菜洗净，撕成小块；海带结洗净；豆腐切块备用。

②炒锅上火加入高汤，下入白菜、豆腐、海带结，调入盐、味精，煲至熟，撒入香菜即可。

功效： 本品清热泻火，有利于缓解抑郁症状。

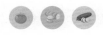

冠心病

冠心病是由于冠状动脉粥样硬化病变致使心肌缺血、缺氧的心脏病。此病是多种疾病因素长期综合作用的结果，不良的生活方式在其中起了非常大的作用。临床表现为发作性胸骨后疼痛、心悸、呼吸困难、原发性心脏骤停、心绞痛、心肌梗死、心律失常，伴随明显的焦虑，持续3~5分钟，常发散到左侧臂部、肩部、下颌、背部，也可放射到右臂。在用力、情绪激动、受寒、饱餐等增加心肌耗氧情况下发作的冠心病，称为劳力性心绞痛。

◎ 生活调理

①自发性心绞痛病人要注意多休息，不宜外出；劳累性心绞痛病人不宜做体力活动，急性发作期应绝对卧床，避免情绪激动。

②恢复期患者不宜长期卧床，应进行活动。

③戒烟，注意生活规律，早睡早起，劳逸适度。

◎ 饮食原则

①宜选择具有扩张冠脉血管作用的中药材和食材，如玉竹、牛膝、天麻、香附、西洋参、红花、菊花、山楂、红枣、洋葱、猪心等。

②宜选择具有促进血液运行、预防血栓作用的中药材和食材，如丹参、红花、三七、当归、延胡索、益母草、香附、郁金、枸杞、木耳、蒜等。

③多吃含有抗氧化物质的食物，如脱脂牛奶、豆及豆制品、山药等。

④多吃膳食纤维含量较高的食物，如杂粮、蔬菜、水果等。

⑤避免暴饮暴食，避免进食高脂肪、高胆固醇、高糖的食物，如螃蟹、动物内脏、肥肉、蛋黄、甜点、糖果、奶油等，否则会诱发心绞痛。

⑥避免吃会使心率加快、增大大脑耗氧量的食物，如咖啡、浓茶、白酒等。

丹参山楂大米粥

材料： 丹参20克，干山楂30克，大米100克，冰糖5克，葱花少许

做法：

①大米洗净，放入水中浸泡；干山楂用温水泡后洗净。

②丹参洗净，用纱布袋装好扎紧封口，放入锅中加清水熬汁。

③锅置火上，放入大米煮至七成熟，放入山楂，倒入丹参汁，煮至粥成，放冰糖调匀，撒葱花便可。

功效： 此粥能活血化瘀、降压降脂、消食化积，适合瘀血阻滞型的冠心病患者食用。

桂花山药

材料： 桂花酱50克，山药250克，白糖50克

做法：

①山药去皮，洗净切片，入开水锅中焯水后，捞出沥干。

②锅上火，放入清水，下白糖、桂花酱，烧开至浓稠状味汁。

③将味汁浇在山药片上即可。

功效： 山药可降压降脂，桂花能养心安神，两者合用对血压、血脂过高引起的冠心病有很好的食疗作用。

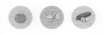

心绞痛

心绞痛是冠状动脉的供血与心肌的需血之间发生矛盾，冠状动脉血流量不能满足心肌代谢的需要，引起心肌急剧的暂时缺血与缺氧，以发作性胸痛或胸部不适为主要表现的临床综合征。心绞痛多表现为闷痛、压榨性疼痛，或胸骨后、咽喉部紧缩感，有些患者仅有胸闷。

◎ 生活调理

①养成良好的饮食习惯，少饮酒、少喝咖啡、不暴饮暴食。

②保持愉快的心情。中医认为，怒伤肝、忧思过度，都会造成血行失畅，脉络蛮滞，引起胸阳不运，心脉痹阻，不通则病，发为心绞痛。

③日常生活中，心绞痛患者应注意休息，劳逸结合，保证充足的睡眠。

④心绞痛患者要根据自身的具体病情，进行力所能及的、适量的运动。适当的体育锻炼对心脏疾病的益处远远大于害处。

◎ 饮食原则

①多吃富含维生素和膳食纤维的食物。多吃新鲜蔬菜、水果、粗粮、海鱼和大豆等有益于防治心绞痛的食物。

②控制盐的摄入，心绞痛患者每天的盐摄入量应控制在5克以下。

③避免食用高胆固醇、高脂肪的食物，如动物肝脏、蛋黄、墨鱼、鱿鱼、贝类、鱼子、油条、肥肉等，容易使胆固醇含量升高，诱发或加重心绞痛。

④避免食用辛辣刺激的食物，如辣椒、大葱、大蒜、蜀椒等，食用后经吸收进入体血液，会使心跳加快，加重心肌缺血缺氧的情况，使心绞痛患者发病。

⑤不应滥用补益药物。人参、黄芪、十全大补丸等补益类药物用后易加重心绞痛发作的症状，不利于患者的治疗。

芥菜黄豆粥

材料： 水发黄豆100克，芥菜50克，水发
大米80克，盐2克，鸡粉、芝麻油各少许

做法：

①洗净的芥菜切成碎末，备用。

②砂锅中注入适量清水烧开，倒入洗好的黄豆、大米，搅拌均匀，
用小火煲煮约40分钟至食材熟透，倒入切好的芥菜，拌煮至软。

③放入盐、鸡粉、芝麻油，拌匀，煮至入味，关火后盛出粥即可。

功效： 本品具有益气、宽中、润燥、补血、降低胆固醇之功效，能
够预防动脉硬化，适合心绞痛、高血压、冠心病等患者食用。

茼蒿木耳炒肉

材料： 茼蒿100克，瘦肉90克，彩椒50
克，水发木耳45克，盐、鸡粉、料酒、
生抽、姜、蒜、葱、食用油各适量

做法：

①将食材洗净。木耳切成小块；彩椒切粗丝；茼蒿切成段；瘦肉切
片，装入碗中，加盐、鸡粉、食用油，腌渍入味。

②用油起锅，放入姜、蒜、葱，爆香，倒入肉片，炒至变色，淋料
酒，倒入茼蒿，翻炒至熟，放彩椒、木耳，加盐、鸡粉、生抽，炒
匀，装盘即成。

功效： 本品可缓解心绞痛，适合心血管病患者食用。

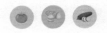

心律失常

心律失常指心律起源部位、心搏频率与节律或冲动传导等发生异常，即心脏的跳动速度或节律发生改变，是一种自觉心脏跳动的不适感或心慌感。此病可由冠心病、心肌病、心肌炎、风湿性心脏病等引起，电解质或内分泌失调、麻醉、低温、胸腔、心脏手术、药物作用和中枢神经系统疾病等也是引起心律失常的原因。

◎ 生活调理

①养成按时作息的习惯，保证睡眠；避免着凉，预防感冒。

②运动要适量，量力而行。

③洗澡时水不要太热，时间不宜过长。

④饮食要定时定量，养成按时排便的习惯，保持大便通畅。

⑤节制性生活。

◎ 饮食原则

①心律失常患者宜选用具有修复心肌纤维功能的中药材，如三七、丹参、黄芪、红花、天麻、何首乌、绞股蓝、白果等。

②宜选用可减慢心动频率的中药材和食材，如莲子、白术、茯神、远志、钩藤、万年青、酸枣仁、柏子仁、红枣、荞麦等。

③心律失常患者宜选用有助于维持心肌的营养和脂类代谢的中药材和食材，如酸枣仁、柏子仁、猪心、菠菜、莲子、小米等。

④避免食用动物内脏、动物油、螃蟹、鱼子等高脂肪、高胆固醇食物。

⑤禁烟酒，避免食用浓茶、咖啡及辛辣调味品等刺激心脏及血管的物质。

核桃莲子黑米粥

材料： 黑米80克，莲子、核桃仁各适量，白糖4克

做法：

①黑米泡发洗净；莲子去心洗净；核桃仁洗净。

②锅置火上，倒入清水，放入黑米、莲子煮开。

③加入核桃仁同煮至浓稠状，调入白糖拌匀即可。

功效： 本品具有养心安神、补脑益智的功效，适合心律失常、失眠健忘患者食用。

芦笋百合

材料： 鲜百合、芦笋各200克，盐、鸡精各3克，胡椒粉2克，食用油适量

做法：

①芦笋洗净切段，下入开水锅内焯一下，捞出沥干水。

②鲜百合掰片洗净备用。

③锅内注油烧热，放入百合煸炒，再放入芦笋炒片刻，加入盐、鸡精、胡椒粉炒匀即可。

功效： 本品具有养心安神、清心泻火的功效，适合心律失常、失眠患者食用。

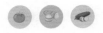
心肌炎

心肌炎是指心肌中发生的急性、亚急性或慢性的炎性病变，多发于儿童、青壮年、心脏疾病患者。其病因主要包括病毒感染、理化因素的影响以及药物因素等。婴幼儿患者的病情多比较严重，而成年人患者可无明显的症状，前驱期常伴有发热、疲乏、多汗、心慌、气急、心前区闷痛等，严重者可并发心律失常、心功能不全，甚至猝死。

◎ **生活调理**

①心肌炎的临床表现较少，诊断较难，很多患者会因发生误诊或被忽视等情况，致使病情加重，所以一旦发现有心慌、胸闷、气急、气短、面色苍白、全身乏力等症状，应及时到医院做检查。

②心肌炎患者在治疗过程中要注意休息，限制活动，以减轻心脏的负担，防止发生心力衰竭、心律失常等并发症。

◎ **饮食原则**

①宜选用具有解毒、消炎作用的中药和食材，如苦参、丁香、淫羊藿、乌药、败酱草、山豆根、黄柏、马齿苋、绿豆等。

②宜食蛋白含量较高的食物，如腐竹、冬菇、口蘑、牛肉、鸡肉、青鱼、带鱼、黄花鱼、鸡蛋、鸭蛋等。

③宜食富含维生素的新鲜蔬菜和水果，如苹果、橙子、香蕉、柚子、猕猴桃、草莓等。

④宜食含锌高的食物，如牡蛎、蚝、花生、萝卜、小米、大白菜等。

⑤宜食含硒高的食物，如紫薯、蘑菇、大蒜、虾类等。

⑥避免食用高脂肪的食物，如肥猪肉、黄油、奶油、动物内脏、鱼子等。

黄柏知母酒

材料： 黄柏、知母、龟板各40克，黄酒1升

做法：

①黄柏洗净，炒成褐色；知母洗净，炒约10分钟；龟板洗净，炙酥。

②将黄柏、知母、龟板共研粗末，装入纱布袋中，扎口，浸入酒中，封口。

③浸泡15日后，过滤，去渣留液，每日1次，每次10毫升，午饭后饮用。

功效： 本品具有清热解毒、滋阴降火、消炎止痛的功效，适合心阴亏虚的心肌炎患者食用。

绿豆马齿苋汤

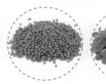

材料： 绿豆60克，马齿苋30克，盐适量

做法：

①马齿苋、绿豆洗净。

②马齿苋、绿豆放入锅内，加适量清水，用小火煮汤。

③加盐调味即可。

功效： 本品具有清热解毒、利水消肿的功效，适合心肌炎、痢疾、肠炎等患者食用。

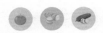

心肌梗死

心肌梗死是指由于绝对性冠状动脉功能不全，伴有冠状动脉供血区的持续性缺血而导致的较大范围的心肌坏死。心肌梗死的患者最早表现出和最明显的症状就是疼痛，其特点是压榨感、窒息感或烧灼感，与心绞痛相似，一般持续数小时或数天；其次表现为发病三天内的心律失常；再就是急性左心衰竭，主要表现为颈静脉怒张、肝肿痛和水肿等；心肌梗死还表现在胃肠上，如早期出现恶心、呕吐、上腹胀痛、肠胀气等，重症者还会出现呃逆。

◎ **生活调理**

①忌大量剧烈运动或劳动，容易促发心肌梗死。

②合理膳食，保持中等体重。肥胖是诱发心肌梗死的重要原因。

③根据气温变化调整着装，忽冷忽热都会影响心脏的各项功能。

◎ **饮食原则**

①限制总热量摄入。高热量的饮食会增加心肌耗氧量，加重心脏负担，所以应以低热量的饮食为主，如粥、馒头、豆类以及蔬菜、水果等，尤其是发病初期，应少食多餐，以流质为主，并避免过冷或过热的膳食。

②摄入过多胆固醇会加重动脉硬化的病情，所以心肌梗死患者不宜食用高胆固醇食物，如肥肉、肝、脑等动物内脏。

③低盐饮食。食盐过多不但会使血压升高，还会导致水肿，故应该限制食用高盐食品，如酱菜、香肠、咸菜、咸鸭蛋等。

④心肌梗死患者活动量少，消化功能减退，故易发生便秘，所以要选择易消化的食物，如果汁、菜汤、米粥、面片等。另外，水果中的果胶和膳食纤维可以刺激肠道蠕动，有助于食物消化，可以多吃。

⑤注意钠、钾平衡，适当增加镁的摄入，以防止或减轻并发症。

黑豆玉米窝头

材料： 黑豆末200克，面粉400克，玉米粉200克，酵母6克，盐3克，食用油适量

做法：

①碗中倒入玉米粉、面粉、黑豆末、酵母、盐，倒温水搅匀，揉成面团，盖上干净毛巾，静置10分钟醒面，再搓至纯滑，搓成长条，再切成大小相等的小剂子，制成窝头生坯。

②取蒸盘，刷上食用油，把窝头生坯放入蒸盘中，放入水温为30℃的蒸锅中，盖上盖，发酵15分钟，开大火蒸15分钟，即可取出。

功效： 常食本品可缓解动脉硬化，预防心肌梗死。

木耳丝瓜汤

材料： 水发木耳40克，玉米笋65克，丝瓜150克，瘦肉200克，胡萝卜片、盐、鸡粉、食用油、姜、葱花各适量

做法：

①将洗净的木耳、玉米笋、丝瓜切小块；胡萝卜、瘦肉切片。

②锅中注水烧开，加食用油，放姜、木耳、丝瓜、胡萝卜、玉米笋拌匀，放盐、鸡粉，盖上盖，用中火煮2分钟至熟。

③揭盖，倒入肉片，拌匀煮沸，把汤装碗，撒葱花即可。

功效： 本品具有低热量、高膳食纤维的特点，可防治心肌梗死。

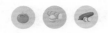

心力衰竭

心力衰竭是心脏在发生病变的情况下，失去代偿能力的一个严重阶段。慢性心力衰竭主要表现在运动耐力下降，出现呼吸困难或乏力；急性心力衰竭可突然出现呼吸困难，被迫端坐、极度烦躁，咳嗽、咳白色泡沫或粉红色泡沫痰，并伴有面色苍白、口唇发绀、大汗淋漓、四肢湿冷等症。患者呼吸迅速，双肺满布湿性啰音，可伴哮鸣音，严重者可致休克、呼吸系统衰竭。

◎ 生活调理

①冬季室内每日至少通风2次，每次半小时，但要注意保暖，避免感冒。

②预防呼吸道感染，呼吸道感染可诱发心力衰竭。

③保持乐观心态，合理调控情绪。情绪不同，心力衰竭患者的预后效果显著不同。情绪沉闷、精神压力过大可增加心脏负担，加重心力衰竭。

④随便停药、减药危害大。利尿剂用于控制液化气体潴留，协助电解质的平衡，若患者自行减量、加量或停药，均可导致水钠潴留、电解质紊乱等。

◎ 饮食原则

①应选择富含优质蛋白的食物，如瘦肉、淡水鱼等，热量勿过高。

②限制食盐摄入，注意避免隐性高盐食品，如皮蛋、酱菜、腌肉等。

③心力衰竭患者用利尿药后，尿量增加时宜多食含钾高的食物，如蘑菇、橘子、香菇、香蕉、百合、红枣等。

④饮食中应多摄取含丰富纤维素及维生素C的食材，如慈姑、马蹄、茭白、百合、黄瓜、丝瓜、柠檬、豆芽等。

⑤食用易消化的食物，避免生冷坚硬、油腻及刺激性食物，也要避免容易产气的食物，如豆类、薯类、南瓜等。

慈姑炒藕片

材料： 慈姑130克，莲藕180克，彩椒50克，蒜末、葱段各少许，蚝油、鸡粉、盐、食用油各适量

做法：

①洗净的慈姑切片；彩椒切小块；莲藕切片。

②用油起锅，倒入蒜和葱爆香，倒入莲藕、慈姑和彩椒，炒匀，放蚝油、鸡粉、盐，炒匀，盛出装盘即可。

功效： 本品富含膳食纤维，能与食物中的胆固醇及三酰甘油结合，降低血脂，从而预防动脉硬化，适合心血管疾病患者食用。

木瓜草鱼汤

材料： 草鱼肉300克，木瓜230克，姜片、葱花各少许，盐、鸡粉、水淀粉、食用油各适量

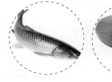

做法：

①洗净去皮的木瓜切片；草鱼肉切片，加盐、鸡粉、水淀粉腌渍。

②用油起锅，倒入姜片、木瓜，翻炒均匀，倒入适量清水，盖上盖煮沸，加盐、鸡粉拌匀。

③倒入鱼片，搅散煮熟，盛出装入碗中，撒入葱花即可。

功效： 本品对体虚患者有滋补功效，可改善心力衰竭患者的消化不良症状。

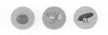

慢性肺源性心脏病

肺源性心脏病主要是由于支气管–肺组织或肺动脉血管病变所致肺动脉高压引起的心脏病。根据起病缓急和病程长短，可分为急性和慢性两类，临床上以后者多见。本病发展缓慢，临床上除原有肺、胸疾病的各种症状和体征外，主要是逐步出现肺、心功能衰竭以及其他器官损害的征象。

◎ **生活调理**

①患者应绝对卧床休息，最好取半坐位或前倾坐位，周围用被子垫好。

②保持呼吸道通畅，避免出现痰咳不出的状况，加重呼吸道阻塞。蒸汽或雾化吸入有利于湿润呼吸道，稀释稠痰，还可以用吸痰器将痰液吸出。

③吸氧常常是治疗肺心病的重要手段之一，但是在家中吸氧一定要适度，否则会适得其反。

◎ **饮食原则**

①宜选择具有缓解支气管痉挛作用的中药材和食材，如紫苏、白芍、黄连、黄柏、麻黄、黄芩、桔梗、油菜、西红柿、黄瓜、胡萝卜等。

②应选择具有补肺、润肺、止咳、纳气作用的中药材和食材，如百合、杏仁、猪肺、款冬花、枇杷叶、川贝、罗汉果、紫金牛、苦杏仁、半夏、油菜、西红柿、黄瓜、白萝卜、蜂蜜、苹果等。

③避免食用辛辣食物，如辣椒、芥末、胡椒、花椒、茴香、桂皮等。

④避免食用破气耗气或生冷性寒的食物，如糯米、年糕、汤圆、糍粑、羊肉、鸡肉、鸡蛋、鸭蛋、鹅肉、马肉、驴肉、野鸡肉、猪头肉、猪肥肉、猪油、螃蟹、虾、蚶、牡蛎、鲢鱼、带鱼、黄鱼、鲚鱼、鲥鱼、白鱼、章鱼、鲤鱼、鲳鱼、黄鳝、乌贼、饴糖、荔枝、桂圆、大枣、樱桃、韭菜等。

玉竹麦冬炖雪梨

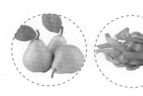

材料： 雪梨2个，玉竹、麦冬、百合各
8克，冰糖25克

做法：

①雪梨削皮，每个切成4块，去芯。

②玉竹、麦冬、百合用温水浸透，淘洗干净。

③将以上材料倒入炖盅内，注入清水，炖盅加盖，隔水炖，待锅内水
开后，先用中火炖1小时，加入冰糖后转用小火再炖1小时即可。

功效： 玉竹可扩张血管，增加心脏供血量，百合、麦冬可滋阴润
肺、养心安神，因此本品是慢性肺源性心脏病患者的上等调补佳肴。

四宝炖乳鸽

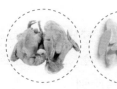

材料： 乳鸽1只，山药、银杏各130克，香
菇40克，枸杞13克，清鸡汤700毫升，葱
段、姜片、料酒各适量，盐3克

做法：

①将乳鸽去毛、脚、翼尖，剁成小块。

②山药切成小滚刀块，与乳鸽块一起飞水。香菇泡开洗净。

③将清鸡汤倒入锅中，放入银杏、山药、香菇、枸杞、乳鸽，放入
葱段、姜片、料酒、盐，隔水炖2小时，去葱、姜即成。

功效： 本品可补益气血、敛肺止咳，对肺源性心脏病患者有较好的
食疗作用。

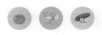

失眠

失眠多梦是指睡眠质量差，从睡眠中醒来后自觉乱梦纷纭，并常伴有头昏神疲的一种脑科常见病症。中医认为，失眠多梦的根源是机体内在变化，常见的病因如气不足、情志损伤、阴血亏虚、劳欲过度等。主要临床表现为：无法入睡，无法保持睡眠状态，早醒、醒后很难再入睡，频频从噩梦中惊醒，常伴有焦虑不安、全身不适、无精打采、反应迟缓、头痛、注意力不集中等症状。

◎ 生活调理

①睡眠不好的人应选择软硬、高度适中，回弹性好，且外形符合人体整体正常曲线的枕头，这样的枕头有助于改善睡眠质量，防止失眠多梦的产生。

②失眠多梦危害身体健康，平时要注意生活规律，保持良好的情绪状态，适度运动锻炼，睡前合理饮食。

◎ 饮食原则

①患者平时可选择宁心安神、帮助睡眠的中药材和食材，如远志、莲子、酸枣仁、核桃仁、柏子仁、夜交藤、益智仁、合欢皮、灵芝、葵花子、牛奶、猪肝等。

②可多食用核桃仁、桂圆肉、猪脑、莲子、何首乌、猪心、鱼头等补脑食物。

③睡前食用浓茶、白酒、咖啡、巧克力、胡椒、花椒、羊肉等避免刺激性食物。

灵芝红枣瘦肉汤

材料： 猪瘦肉300克，灵芝4克，红枣适量，盐6克

做法：

①将猪瘦肉洗净，切片；灵芝、红枣洗净备用。

②净锅上火，倒入水，下入猪瘦肉烧开，撇去浮沫，下入灵芝、红枣煲至熟，调入盐即可。

功效： 灵芝可益气补心、补肺止咳，红枣补气养血，猪肉健脾补虚，三者同用可调理心脾功能，改善贫血症状。

远志菖蒲鸡心汤

材料： 鸡心300克，胡萝卜1根，远志15克，菖蒲15克，盐2小匙，葱适量

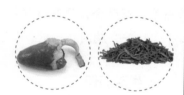

做法：

①将远志、菖蒲装在棉布袋内，扎紧。

②鸡心余烫，捞起，备用；葱洗净，切段。

③胡萝卜削皮洗净，切片，与①中准备好的材料先下锅，加4碗水，以中火滚沸至剩3碗水，加入鸡心煮沸，下葱段、盐调味即成。

功效： 远志安神益智、祛痰消肿，菖蒲开窍醒神、化湿和胃、宁神益志，二者合用能滋补心脏，可改善失眠多梦、健忘惊悸、神志恍惚等症。

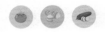

高血压

高血压是指收缩压和舒张压升高的临床综合征。正常的血压为：收缩压在140毫米汞柱或以下，舒张压在90毫米汞柱或以下。确诊的高血压为：收缩压达到或超过160毫米汞柱，舒张压达到或超过95毫米汞柱。一般来说，女性在更年期前，血压比同龄男性略低，更年期后动脉血压会有较明显升高。高血压在现代社会中有发病率高、患病人群广、死亡率高的特点。

高血压的症状因人、因病期而异，早期多无症状或症状不明显。高血压症与血压升高并无一致关系，症状主要表现为头晕眼花，具体可能有头昏、头涨（头顶部、太阳穴部位，甚至全头痛）、头脑不清爽、视物模糊、眼睛胀痛等，有时会出现腰酸腿软、肢体麻木之感。少数患者会出现脾气暴躁、口干、口苦、胸闷、心慌、气累等。

◎ 生活调理

①选择适合高血压患者的运动，少量多次进行锻炼。如骑自行车、慢跑、打太极拳等运动，少量多次可以更有效地降低血压。

②心态平和，少争吵。人在不冷静的状态下发生争吵，会使人心烦意乱，血压骤然升高。

③定期体检，及早发现。高血压病是随着时间慢慢延续下来的，定期进行体检，有利于早期发现和治疗。

④保持环境安静，阴虚阳亢者尤忌喧闹。

◎ 饮食原则

①限制钠盐摄入。钠盐摄入量与血压水平和高血压患病率呈正相关，所以应限制钠盐摄入，提倡用高钾盐来代替钠盐。

②以低脂肪、优质蛋白饮食为主。身体脂肪含量与血压水平呈正相关，故应低脂饮食，以植物油为主要食用油，少吃或不吃动物内脏及肥肉。提供优质蛋白食物以补充营养，如鱼类、大豆及其制品等。

③适当补充钾、钙。服用利尿剂的患者，钾流失会比常人多，易发生低钾血症，故应补充足量的钾，同时要注重钙的摄入。补钾降压的食物有蜂蜜、香蕉、莲子、大豆及豆制品等。

④控制热量摄入。提倡食用复合糖类，如淀粉、玉米，少吃葡萄糖、果糖及蔗糖，这些糖类易引起血压升高。

⑤多吃蔬菜、水果。蔬菜、水果中含有大量的维生素、纤维素及微量元素，对控制血压、保持身体健康十分有益。

⑥避免食用加工食品。奶酪、火腿、香肠之类的加工食品含盐高，高血压患者不宜食用。

莲子海带排骨汤

材料： 莲子30克，海带40克，排骨300克，姜丝、盐各少许

做法：

①海带洗净，泡水；排骨洗净切段，余水；莲子洗净。

②锅中注水烧开，放入姜丝、排骨、莲子煮1小时左右。

③放入海带煮10分钟，放盐调味即可。

功效： 此汤健脾养胃、软坚散结，适合高血压、甲状腺肿大等症患者食用。

山楂猪瘦肉汤

材料： 山楂15克，猪瘦肉200克，食用油、姜、葱、鸡汤、盐各适量

做法：

①山楂洗净，待用。

②猪瘦肉洗净，去血水，切片；姜洗净，拍松；葱洗净，切段。

③把锅置中火上烧热，加入食用油，烧至六成热时，下入姜、葱爆香，加入鸡汤，烧沸后下入猪肉、山楂、盐，用小火炖50分钟即成。

功效： 本品具有化食消积、降低血压的功效，适合高血压、食积腹胀的患者食用。

女贞子海带豆腐汤

材料： 女贞子15克，海带结20克，豆腐150克，姜丝、盐各少许

做法：

①海带结洗净，泡水；豆腐洗净切丁；女贞子洗净备用。

②水煮沸后，先放入女贞子煮10分钟。

③放入海带结、豆腐和姜丝煮10分钟，熟后放盐即可。

功效： 此汤清热滋阴、降低血压、软坚散结，适合高血压、甲状腺肿大等症患者食用。